WALTRAUD REHMS

Asthma natürlich behandeln

Alle wichtigen ergänzenden Behandlungen
Das können Sie selbst tun

3. Auflage

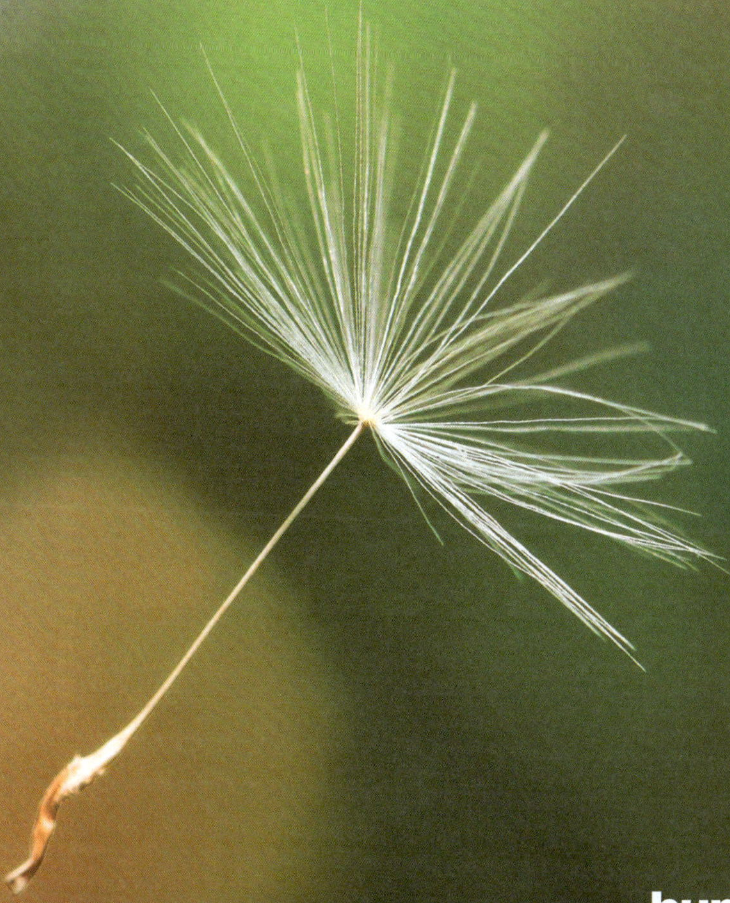

humboldt

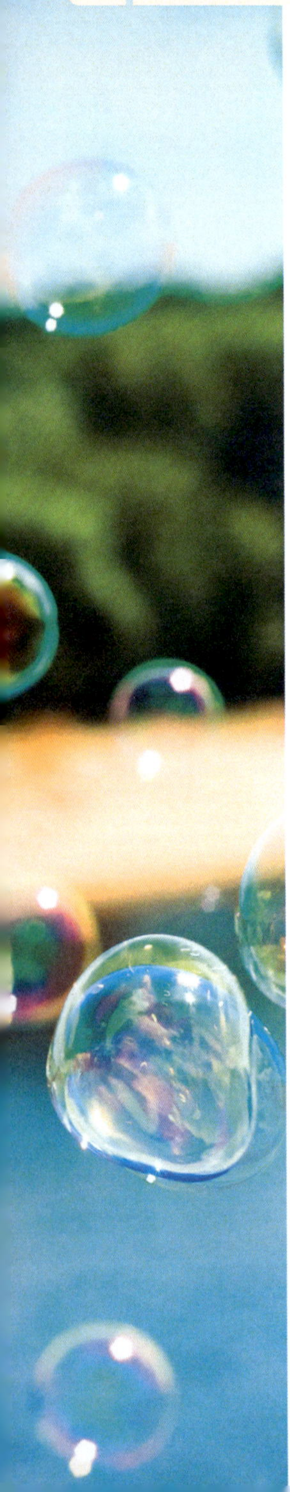

Liebe Leserin, lieber Leser,

mehr als hundert verschiedene Naturheilverfahren werden heute im deutschen Sprachraum angewendet. Immer häufiger wird dabei die klassische Schulmedizin mit den positiven Eigenschaften der Naturheilkunde kombiniert. Hier setzt unsere Reihe „Natürlich behandeln“ an, deren Autoren es sich zur Aufgabe gemacht haben, alle aktuellen und bewährten Maßnahmen fachkundig zu recherchieren, kritisch zu prüfen und dann leicht verständlich zusammenzustellen. Dabei verzichten wir auf exotische Verfahren und bevorzugen nachgewiesene Methoden wie Pflanzentherapie, körperliche Bewegung, Ernährungsänderungen oder Entspannungsübungen. Mit diesem vernunftbetonten Ansatz heben sich unsere Ratgeber von vielen Titeln ab und unterstützen Sie dabei, den Krankheitsverlauf positiv zu beeinflussen.
Dafür stehen wir:

- Wir sind Ihr Ratgeberspezialist für Ernährung und Gesundheit.
- Unsere Autoren sind Experten auf ihrem Gebiet, was eine hohe inhaltliche Qualität der Titel sicherstellt.
- Ratgeber werden nicht für Fachleute geschrieben und müssen auch für Laien verständlich sein. Bei unseren Ratgebern achten wir folglich auf eine leichte Verständlichkeit und sind problemlösungsorientiert.

Falls Sie Anmerkungen zu diesem Buch haben, sei es, dass Sie Lob oder konstruktive Kritik loswerden möchten, oder wenn Sie eine Unstimmigkeit entdeckt haben sollten, so freue ich mich, wenn Sie mir schreiben.

Katja-Maria Koschate
Lektorin
katja-maria.koschate@schluetersche.de

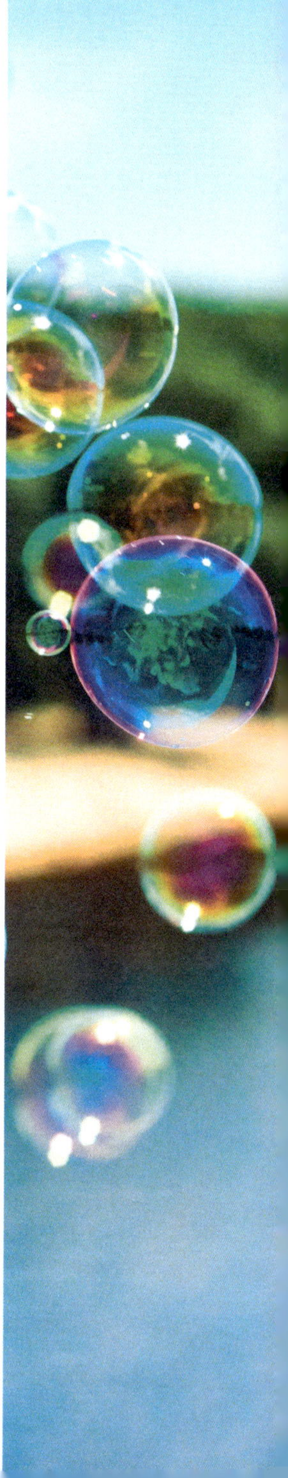

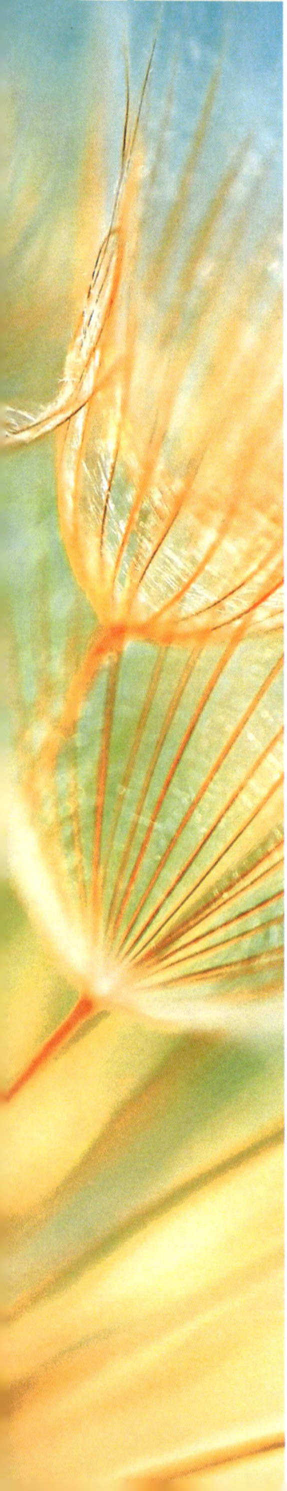

VORWORT

Liebe Leserin, lieber Leser,

in meiner Praxis für chinesische Medizin erlebe ich immer wieder, wie niederschmetternd die Diagnose Asthma für viele Betroffenen und ihre Angehörigen sein kann. Von ihrem Umfeld unverstanden und selbst verunsichert, ziehen sich die Patienten oftmals zurück und ein soziales Leben findet nur noch spärlich statt. Aber wie kann die Krankheit ihren Schrecken verlieren?

Zu Beginn muss eine fundierte Diagnose und eine fachgemäße medikamentöse Einstellung durch einen Lungenfacharzt stehen. Sobald dies geschehen ist, ist Ihre Eigeninitiative gefragt.

Um die Eigeninitiative zu fördern, hat Frau Rehms, die Autorin dieses Buches und selbst seit frühester Kindheit an Asthma erkrankt, 2004 in Münster eine Selbsthilfegruppe ins Leben gerufen. Durch ihre positive Lebenseinstellung und ihr fundiertes Fachwissen schafft sie es, anderen Asthmatikern Mut zu machen. Sie zeigt aktive Lösungsansätze auf, mit deren Hilfe Betroffene ihre Erkrankung verstehen lernen und die Symptome kontrollieren können.

Um ihren reichen Erfahrungsschatz einer breiteren Masse zur

„Wenn ich aktiv werde und mich mit meiner Krankheit auskenne, verliert die Krankheit ihren Schrecken und ich fühle mich ihr nicht hilflos ausgeliefert."

Waltraud Rehms

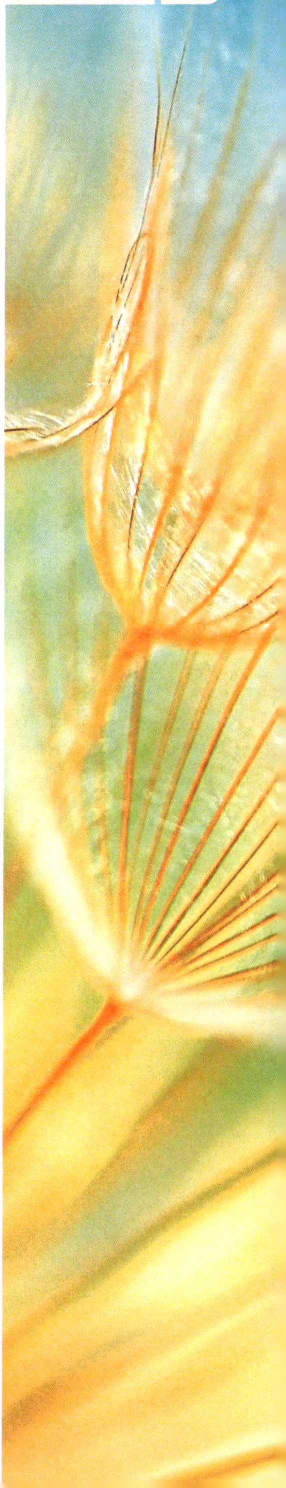

Verfügung zu stellen, hat Frau Rehms dieses wunderbare Buch geschrieben. Es vereinen sich hierin sowohl verständliche Erklärungen der gebräuchlichsten Fachbegriffe als auch die Darstellung verschiedenster Therapieansätze aus der Naturheilkunde, wie Atemtherapie, Kräuterheilkunde, Bewegung u. v. m.
Aus diesem reichhaltigen Angebot kann der Leser das für sich Passende auswählen. Eigene Erfahrungsberichte von Frau Rehms runden das Buch gelungen ab.

Wer Frau Rehms persönlich kennenlernt, wie ich, der darf erleben, dass die Diagnose Asthma nicht das Ende bedeutet, sondern den Beginn darstellt eines oft anstrengenden, aber auch spannenden, von Erfolgserlebnissen gekrönten Weges!

Petra von Lüpke
Heilpraktikerin, Münster
www.akupunkturpraxis-ms.de

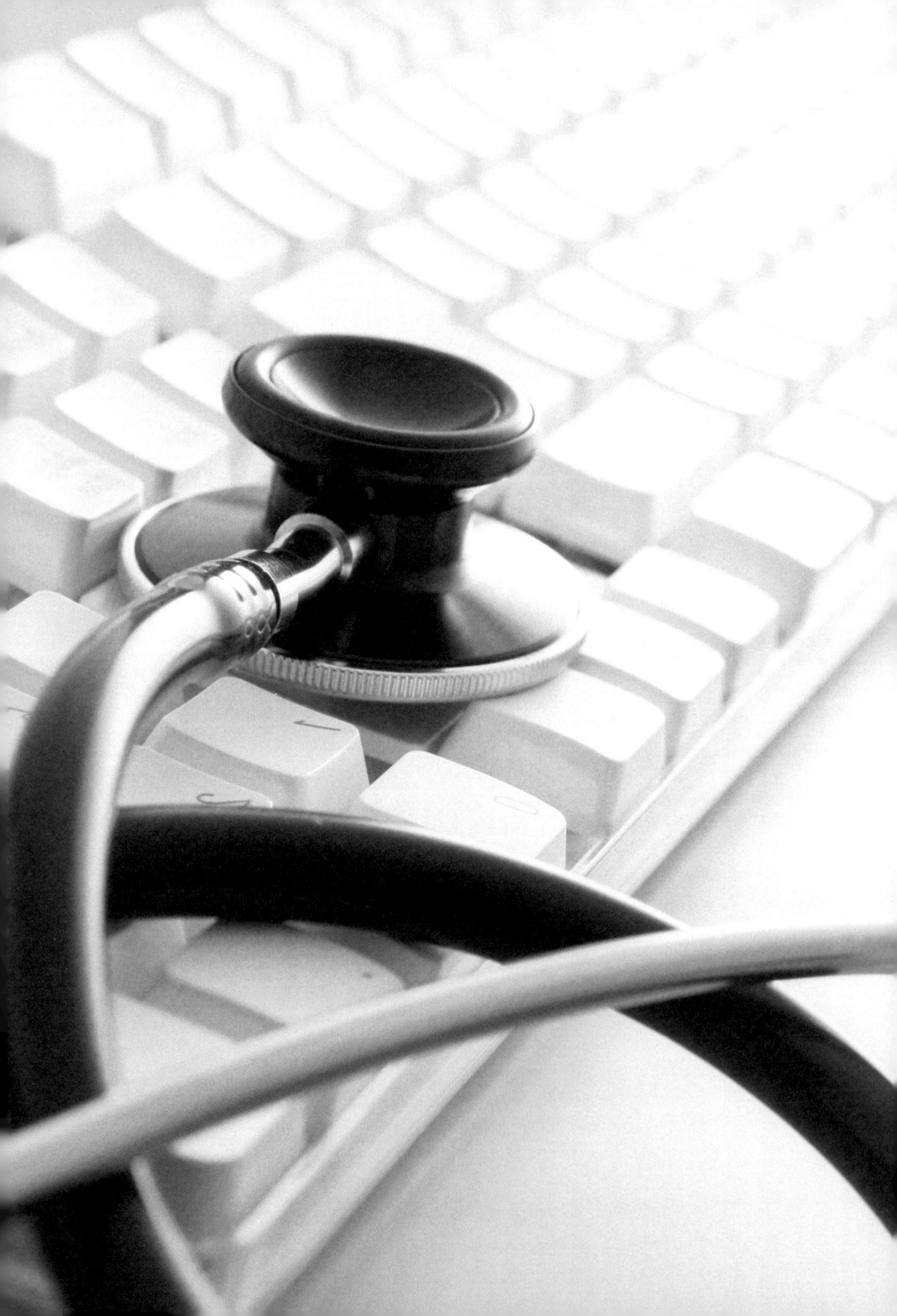

ASTHMA – WICHTIG ZU WISSEN

Vielleicht leiden Sie schon lange an Asthma, vielleicht haben Sie erst vor Kurzem die Diagnose bekommen. So oder so haben Sie sich mit dem Kauf dieses Buches entschlossen, Ihre Gesundheit in die eigene Hand zu nehmen. Doch bevor Sie zur Selbsthilfe greifen, ist es für Sie wichtig zu verstehen, was Asthma überhaupt ist, welche Formen es gibt und welche Möglichkeiten der Therapie dem Arzt zur Verfügung stehen.

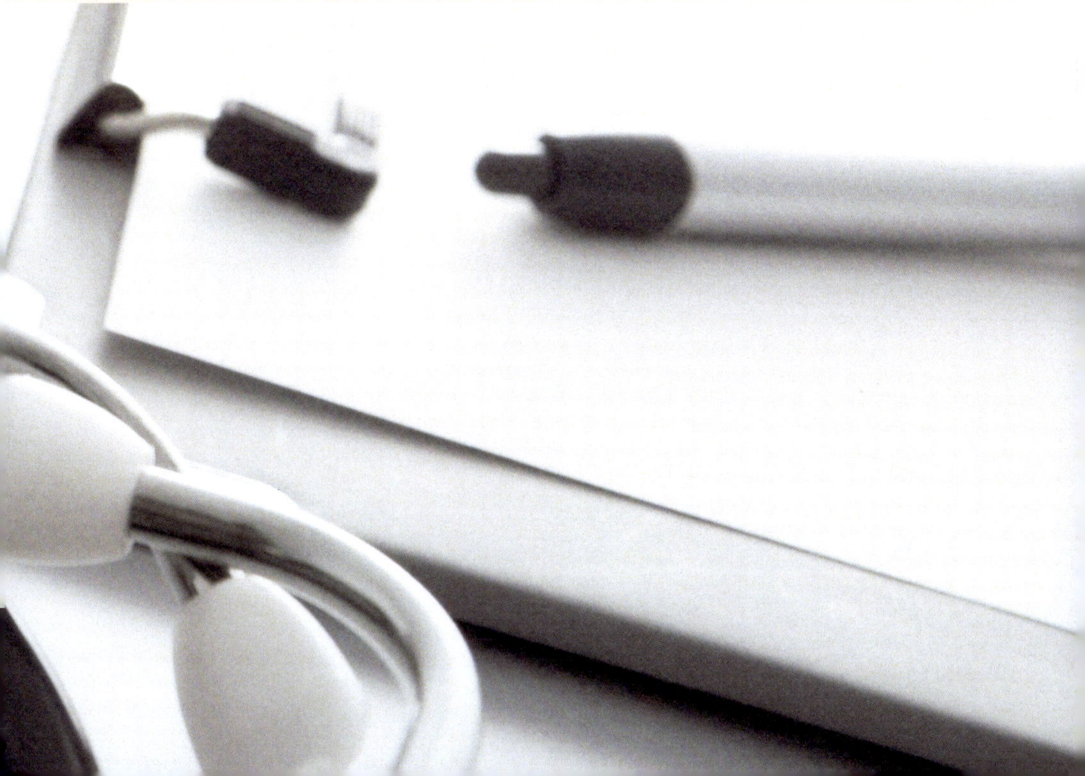

Was ist Asthma?

Asthma bronchiale ist eine chronische Erkrankung der Atemwege, die auf eine ständige Entzündungsbereitschaft der Bronchien zurückzuführen ist, was in schweren Fällen zu Atemnot – auch als Asthmaanfall bekannt – führt. Dabei schwellen die Schleimhäute an und die Atemwege werden mit zähem Schleim verstopft. Auch die Reizung der Bronchien durch Allergene kann einen Asthmaanfall auslösen: Die Muskulatur in den Atemwegen (Bronchialmuskulatur) verkrampft und verengt sich, bis der Schleim die Bronchien fast völlig verstopft. Das löst Husten, Luftnot und krampfhaftes Atmen aus. Typisch ist, dass der Erkrankte zwar einatmen kann, die Ausatmung aber kaum mehr möglich ist. Die Behandlung besteht im Vermeiden der auslösenden Faktoren und/oder in der Einnahme von Medikamenten.

> !
>
> Beim Asthmaanfall werden die Atemwege durch die Spastik verengt.

In den letzten 20 Jahren hat Asthma weltweit an Häufigkeit zugenommen. Es betrifft, je nach Region, bis zu 30 Prozent der Bevölkerung. In Deutschland sind etwa 10 bis 15 Prozent der Kinder und etwa 5 bis 7 Prozent der Erwachsenen an Asthma erkrankt – das sind insgesamt rund 8 Millionen Menschen bei insgesamt steigender Tendenz. Die Zahl derjenigen, die an der Krankheit sterben, geht jedoch zum Glück zurück. Asthma ist in den westlichen Industrienationen noch stärker verbreitet als in den Entwicklungsländern – eine Lücke, die sich allerdings nach und nach schließt. Ein Grund für die Zunahme von Asthma könnte sein, dass wir immer mehr Zeit in geschlossenen Räumen verbringen, wo sich Asthmaauslöser konzentriert ansammeln können.

> !
>
> Asthma ist die häufigste chronische Krankheit bei Kindern.

Die Krankheit kann in jedem Alter beginnen. Jeder Zweite erkrankt allerdings bereits im Kindesalter vor dem zehnten Geburtstag. Jeder Dritte ist nicht älter als 40, wenn er zum Asthmatiker wird. Asthma bronchiale ist damit die häufigste chronische Krankheit bei Kindern. Vor allem allergisches Asthma wird zuneh-

mend diagnostiziert. Glücklicherweise haben 20 bis 30 Prozent der betroffenen Kinder als Erwachsene jedoch keine Symptome mehr.
Man unterscheidet in erster Linie:

- allergisches (extrinsisches) Asthma
- nicht allergisches (intrinsisches) Asthma

!

Der häufigste Auslöser bei Kindern: Zigarettenrauch.

In Reinform kommen diese beiden Formen jedoch nur bei etwa 10 Prozent der Patienten vor, bei den meisten Menschen werden Mischformen beobachtet. Während bei Kindern das allergische Asthma häufiger ist, tritt im Alter gehäuft die nicht allergische Form auf. Zigarettenrauch in der elterlichen Wohnung ist die häufigste Ursache für Asthma bei Kindern.

Pathologie von Asthma

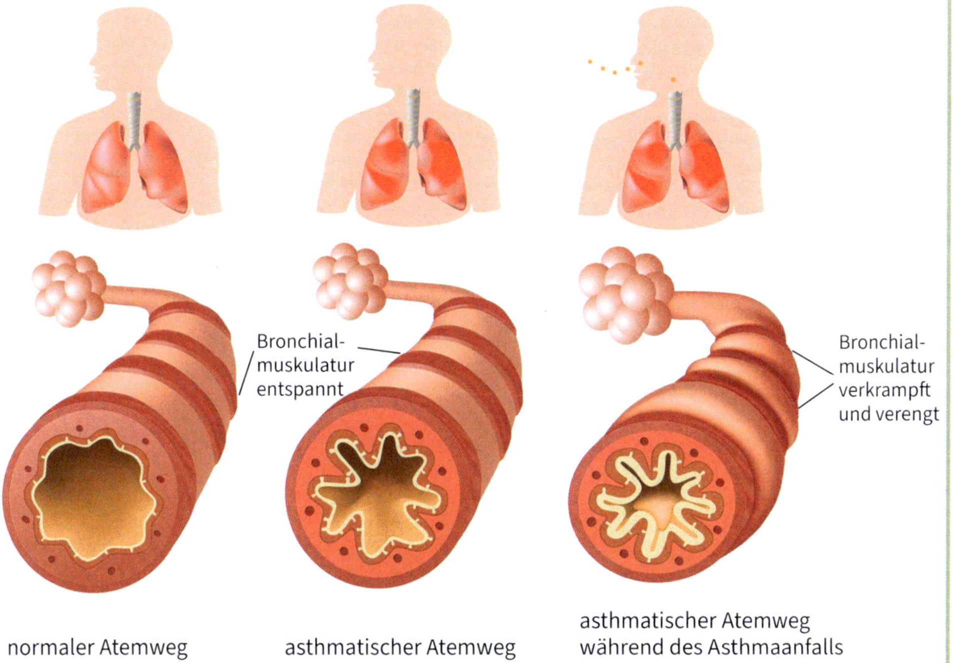

Typische Anzeichen für Asthma

- Kurzatmigkeit und Atemnot (anfallsweise), auch nachts
- Giemen beim Atmen (ein pfeifendes, zischendes Geräusch, das auch ohne Stethoskop hörbar ist)
- Engegefühl in der Brust mit immer wieder auftretenden Hustenanfällen
- Zäher, glasiger Auswurf (Sputum)
- Erschwerte Ausatmung
- Beschleunigte Puls- und Atemfrequenz während des Anfalls

Ursachen und Auslöser

!

Bei Asthma ist die Schleimhaut in den Atemwegen entzündet.

Aufgrund einer Überempfindlichkeit ist die Schleimhaut in den Atemwegen bei Asthma chronisch entzündet und angeschwollen. Dies kann entweder durch innere oder durch äußere Reize ausgelöst werden, wobei die Reize von Mensch zu Mensch verschieden sind.

Allergene Viele Menschen, die an Asthma leiden, sind gegen bestimmte Dinge allergisch und reagieren beim Kontakt mit diesen sogenannten Allergenen bzw. beim Einatmen der Allergene mit einer Asthmaattacke. Dazu zählen:

- Tierhaare, -schuppen und -federn, auch Tierspeichel
- Hausstaubmilben
- Pollen von Bäumen, Gräsern und Blüten
- Sporen von Schimmelpilzen

Reizstoffe und Medikamente Manche Menschen bekommen beim Einatmen von Rauch eine Asthmaattacke, andere durch eine Unverträglichkeit von Medikamenten. Zu den Auslösern zählen:

- Zigaretten- und anderer Rauch
- Chemikalien, Dämpfe und Duftstoffe
- Medikamente wie Azetylsalizylsäure

Weitere Faktoren Auslöser für Asthmaattacken können ferner sein:

- Infektionen durch Viren und Bakterien
- Kalte Luft
- Körperliche Belastungen, z. B. beim Sport
- psychischer Stress und starke Emotionen, z. B. Angst

Alle diese Auslöser bewirken bei betroffenen Personen eine Überreaktion des Immunsystems. Dem Asthma liegt also auch immer ein Ungleichgewicht des Immunsystems zugrunde. Normalerweise sind Entzündungen nützliche Abwehrreaktionen unseres Körpers, die durch verschiedene Reize ausgelöst werden können. Eine Entzündung ist dazu da, etwas potenziell Schädliches, wie Bakterien oder Giftstoffe, zu beseitigen. Das entzündete Gewebe wird daher verstärkt durchblutet und mit verschiedenen Entzündungsmediatoren versorgt, wodurch es anschwillt, sich rötet und meistens auch schmerzt. Beim Asthmatiker sind es allerdings an sich harmlose Reize, die zur Entzündung führen. Die Entzündungsreaktion wird durch Entzündungsmediatoren eingeleitet und aufrechterhalten.

Schweregrade von Asthma

Bei der Diagnose Asthma gibt es vier verschiedene Schweregrade. In der folgenden Aufstellung können Sie sehen, welchem Schweregrad Ihr Asthma entspricht.

> !
> Welchem Schweregrad entspricht Ihr Asthma?

Stufe 1 (Intermittierendes Asthma) Wiederkehrend, mit Unterbrechungen

- Seltener als 1 x pro Woche Beschwerden mit Unterbrechungen
- Kurze Phasen der Verschlimmerung von einigen Stunden bis zu einigen Tagen
- Nächtliche Beschwerden maximal 2 x pro Monat

Stufe 2 (Leichtgradiges Asthma) Geringgradig andauernd

- Symptome maximal 1 x pro Tag, aber öfter als 1 x pro Woche
- 2 x pro Monat nächtliche Beschwerden
- Beeinträchtigung der körperlichen Aktivität und des Schlafs bei Verschlimmerung der Symptome

Stufe 3 (Mittelgradiges Asthma) Mittelgradig andauernd

- Tägliche Beschwerden
- 1 x pro Woche nächtliche Beschwerden
- Beeinträchtigung der körperlichen Aktivität und des Schlafs bei Verschlimmerung der Symptome
- Täglicher Bedarf an einem inhalativen, kurz wirkenden Beta-2-Sympathomimetikum (Bronchienerweiterer)

Stufe 4 (Schweres Asthma) Schwergradig andauernd

- Anhaltende tägliche Beschwerden
- Häufige Verschlimmerung der Symptome
- Häufige nächtliche Beschwerden
- Einschränkung der körperlichen Aktivität

Die verschiedenen Formen von Asthma

!

Viele wissen nicht, dass es verschiedene Asthmaarten gibt.

Oft wird Asthma als eine Allgemeindiagnose genannt. „Sie haben Asthma“ hören wir vom Arzt als Diagnose. Um welche Art Asthma es sich handelt, wird leider nur selten genau erklärt. Es gibt jedoch verschiedene Formen. Ich will Ihnen hier die gängigsten erläutern, wobei die weitaus meisten Betroffenen entweder an Asthma bronchiale oder allergischem Asthma leiden. Ausführlichere Informationen über die medizinischen Behandlungsmöglichkeiten finden Sie im Abschnitt „Wie behandelt der Arzt Asthma?“ auf Seite 22.

Asthma bronchiale

Asthma bronchiale, auch nicht allergisches, intrinsisches Asthma genannt, ist eine chronische entzündliche Erkrankung der Atemwege mit dauerhaft bestehender Überempfindlichkeit. Bei entsprechend veranlagten Personen führt die Entzündung infolge einer Verengung der Atemwege zu anfallsweiser Luftnot.

Der Arzt behandelt Asthma bronchiale mit Bronchienerweiterern und Kortison. Unterstützend können Sie mit atemerleichternden Übungen, Atemtechnik, Tees, Inhalationen, Bewegung und Sport selbst sehr viel tun. Sie sollten allerdings niemals eigenständig die verordneten Medikamente absetzen, reduzieren und auch nicht erhöhen.

!

5 bis 7 Prozent der Erwachsenen und 10 bis 15 Prozent der Kinder leiden an Asthma bronchiale.

Allergisches Asthma

Allergisches Asthma, auch extrinsisches Asthma genannt, kann durch Umweltallergene bei allergisch reagierenden Menschen ausgelöst werden. Ursache ist in den meisten Fällen ein nicht funktionierendes Immunsystem. Die Folgen sind anfallsartige Phasen der Atemnot. Häufig geht allergischem Asthma ein quälender Dauerhusten oder allergischer Dauerschnupfen voraus. Auslöser für allergische Asthmaanfälle sind körperfremde Stoffe aus der Umwelt wie Schimmelpilzsporen, Hausstaubmilben, Tierhautschuppen, Tierhaare, Blütenpollen, Mehlstaub usw. Werden diese eingeatmet, reagiert das Immunsystem in den Bronchien auf die Allergene. Bei den allergischen Asthmapatienten finden sich häufig die vererbten Anlagen für eine überschießende Antikörperproduktion. Durch vermehrte Ausschüttung von Histamin schwellen die Schleimhäute an und sondern zähen Schleim ab. Einen Anfall können beim allergischen Asthma wie auch beim nicht allergischen Asthma aber auch körperliche, seelische und geistige Belastungen sowie Viren auslösen.

Ihr Arzt wird als Standardbehandlung Bronchienerweiterer und Kortisonsprays einsetzen.

!

Histamin ist ein körpereigenes Hormon, das an der Abwehr eindringender Krankheitserreger beteiligt ist.

Seit 2005 ist ein künstlich hergestellter Abwehrstoff (Antikörper) gegen körpereigene IgE-Immunglobuline zugelassen. Das Präparat muss alle 2 bis 4 Wochen unter die Haut gespritzt werden. IgE-Immunglobuline sind Stoffe, die der Körper zur Abwehr fremder Substanzen (z. B. Pollen) bildet. Durch diesen Mechanismus entsteht eine allergische Reaktion. Die künstlich hergestellten Antikörper sollen sich mit den körpereigenen IgE-Immunglobulinen verbinden und die allergische Reaktion verhindern.

Unterstützend sollten Sie die allergieauslösenden Stoffe möglichst meiden, also beispielsweise Schimmel entfernen oder bei einer Hausstauballergie auf Teppichböden, Federbetten und Polstermöbel verzichten. Ich habe mir ein Ledersofa angeschafft, die Teppichböden und Teppiche entfernt und eine Allergikerbettdecke sowie einen Milbenbezug zugelegt – den bekommt man vom Arzt verordnet und von der Krankenkasse bezahlt. Danach ging es schon viel besser. Auf Reisen habe ich immer eine Malerplane für die Matratze und mein eigenes Kopfkissen dabei. Um Platz im Koffer zu sparen, habe ich ein aufblasbares Kissen.

!

Die Krankenkasse übernimmt die Kosten für einen Milbenbezug.

Grundsätzlich gilt, wie auch beim nicht allergischen Asthma, dass Sie mit atemerleichternden Übungen, Atemtechnik, Tees, Inhalationen, Bewegung und Sport glücklicherweise viel selbst erreichen können.

Herzasthma

Das Herzasthma, auch Asthma cardiale genannt, ist eine seltene Form des Asthma und gehört nur bedingt zu den Asthmaerkrankungen. Es ist auf ein akutes Versagen der linken Herzkammer zurückzuführen. Es kommt zu einem Flüssigkeitsaustritt in das Lungengewebe und dadurch bedingt zu Atemnot, dem sogenannten Herzasthmaanfall. Ursache ist die reduzierte Muskelarbeit infolge der Herzschwäche.

!

Ursache ist ein akutes Versagen der linken Herzkammer.

Die Behandlung bei Herzasthma richtet sich somit nach der Ursache der Herzinsuffizienz.

Nervöses Asthma

Auch nervöses Asthma kommt nur selten vor. Man findet es oft bei ängstlichen, nervösen oder auch depressiven und sehr sensiblen Menschen. Durch die Erregungszustände verkrampfen sich die Bronchien oder die Luftröhre. Man spricht dann auch von einem Brustkrampf. Die Neigung zu nervösem Asthma kann auch vererbt werden.

Falls Sie an nervösem Asthma leiden, sollten Sie regelmäßige Atem- und Entspannungsübungen machen (siehe Kapitel „Das A und O: die richtige Atmung“ und „Wohltuende Entspannung“). Ferner sollten Sie darauf achten, sich nicht in schlecht gelüfteten Räumen aufzuhalten.

Weitere Lungenerkrankungen

Es gibt eine Reihe von Lungenerkrankungen, die ähnliche Symptome hervorrufen wie Asthma und leicht damit verwechselt werden können. Diese möchte ich Ihnen kurz vorstellen.

COPD COPD ist die Abkürzung für chronic obstructive pulmonary disease, was übersetzt so viel bedeutet wie chronisch obstruktive Lungenerkrankung. Vielen ist die Diagnose COPD unbekannt, obwohl sich die Erkrankung im wahrsten Sinne des Wortes zur Volkskrankheit entwickelt hat. Alleine in Deutschland leiden 6 bis 8 Millionen Menschen daran, Tendenz steigend. Betroffen sind in der Regel Erwachsene über 50 Jahren. Leider wird die COPD nicht bei jedem sofort erkannt, daher ist die Dunkelziffer sehr hoch. In erster Linie (zu ungefähr 80 Prozent) sind Raucher betroffen. Durch die Luftnot kommt es oft zur Überblähung der Lunge und somit zu einem Lungenemphysem (siehe unten).

> !
>
> Bei obstruktiven Lungenerkran-kungen steht die Verschleimung und Verengung der Atemwege (Obstruktion) im Vordergrund.

Behandelt wird COPD mit bronchienerweiternden Medikamenten zur Inhalation, meist als Dosier-Aerosole. Sie haben den Zweck, Entzündungsprozesse zu stoppen, Schleimhautschwellungen zu reduzieren und die Atemwege weit zu stellen, um die Luftzufuhr zu verbessern. Bei akuten bakteriellen Entzündungen bzw. Exazerbation (einer deutlichen Verschlechterung) werden auch Antibiotika zur Behandlung der COPD eingesetzt.

Wie auch beim Asthma, kann man mit Tees, die den Schleim lösen, Atemtechniken, Inhalationen, Bewegung und Sport selbst sehr viel tun. Bitte besprechen Sie das aber immer mit dem behandelnden Arzt.

Lungenemphysem Als Lungenemphysem wird eine irreversible (unumkehrbare) Überblähung der kleinsten luftgefüllten Strukturen (Lungenbläschen, Alveolen) der Lunge bezeichnet. Durch die Überblähung der Lunge platzen die kleinen Lungenbläschen, das Lungengewebe wird zerstört. Das Emphysem stellt den gemeinsamen Endpunkt einer Reihe chronischer Lungenerkrankungen dar.

Wie viele Menschen in Deutschland unter einem Lungenemphysem leiden, ist nicht genau bekannt, da viele COPD-Patienten von dieser Erkrankung betroffen sind und das Lungenemphysem nicht als eigenständige Krankheit registriert ist.

Die Kranken gehören jedoch unbedingt in medizinische Behandlung, eventuell ist eine Sauerstoffbehandlung notwendig. Unterstützend können die Patienten mit Atemtherapie, Inhalationen, Tees und leichten Spaziergängen das Vorschreiten der Erkrankung verhindern.

!

Unter den Infektionskrankheiten ist die Lungenentzündung die häufigste Todesursache.

Pneumonie/Lungenentzündung Bei der Pneumonie oder Lungenentzündung handelt es sich um eine chronische oder akute Entzündung des Lungengewebes. Verursacht wird sie in der Regel durch eine Infektion mit Bakterien, Viren oder Pilzen. Seltener sind die Inhalation giftiger Stoffe wie Rauch oder allergische Reaktionen an der Entstehung einer Pneumonie beteiligt. Die WHO geht davon aus, dass die Lungenentzündung die häufigste Todesursache innerhalb der Infektionskrankheiten darstellt.

Der Arzt wird bei einer Lungenentzündung vermutlich ein entsprechendes Antibiotikum einsetzen. Unterstützend können viel Tee, atemerleichternde Haltungen, Schleimlöser und das richtige Abhusten wie auch Inhalationen und verschiedene Heilkräuter sehr hilfreich sein. Körperliche Anstrengungen sollte man dagegen vermeiden.

Mukoviszidose Mukoviszidose, auch Cystische Fibrose (CF) genannt, ist eine tragische, bisher unheilbare Stoffwechselkrankheit. Es handelt sich um die häufigste erbliche Lungenerkrankung unserer Bevölkerung, wobei etwa 4 Millionen Bundesbürger die Mukoviszidose weitervererben können. Die Symptome werden oft mit Keuchhusten, Asthma, Bronchitis oder Zöliakie (Glutenunverträglichkeit) verwechselt. So liegt die Dunkelziffer ungefähr bei 50 Prozent. Die Krankheit beruht auf einem genetischen Defekt und ist trotz intensiver Forschungsanstrengungen bislang nicht heilbar.

!

Mukoviszidose ist eine Stoffwechselkrankheit.

Physiotherapie mit Klopfmassage, Atemtechniken, Inhalationstherapie, sekretlösende Medikamente und Tees können die Lungenveränderungen bei Mukoviszidose positiv beeinflussen.

SARS SARS (Severe Acute Respiratory Syndrome) oder auch schweres akutes Atemwegssyndrom wurde erstmals 2002 in der chinesischen Provinz Guangdong beobachtet. Der eigentliche Erreger von SARS war bis zum ersten Ausbruch der Epidemie noch vollkommen unbekannt. Wissenschaftliche Studien ergaben jedoch, dass es sich bei dem Erreger um eine Form der Coronaviren handelt. Mittlerweile wird dieser Stamm auch als SARS-assoziiertes Coronavirus (SARS-Cov) bezeichnet.

!

Die Krankheit wurde vor gut 10 Jahren erstmalig beobachtet.

Natürlich gehört diese Lungenerkrankung in ärztliche Hände. Selbst kann man aber mit atemerleichternden Haltungen und dem richtigen Abhusten wie auch Inhalationen und verschiedenen Heilkräutern die Behandlung sehr hilfreich unterstützen.

Tuberkulose Die Tuberkulose (kurz: Tbc), auch Schwindsucht genannt, ist eine chronisch verlaufende Infektionskrankheit. Tbc ist weltweit verbreitet. In den Entwicklungsländern ist sie eine der häufigsten Infektionskrankheiten und gewinnt heutzutage auch in den Industriestaaten durch Einwanderung wieder mehr an Bedeutung.

!

Tuberkulose ist sehr ansteckend!

Eine Tuberkuloseerkrankung ist höchst ansteckend und gehört unbedingt in ärztliche Behandlung. Sie ist in Deutschland sogar meldepflichtig. Schützen kann man sich durch eine Impfung. Hat man sich möglicherweise mit Tuberkulose infiziert, hilft jede Stärkung der körpereigenen Immunabwehr, einen Ausbruch der Tuberkulose zu verhindern. Dazu gehört neben einer gesunden Ernährung und Lebensführung vor allem der Verzicht auf Rauchen!

Was unterscheidet Asthma und COPD?

Leider werden Asthma und COPD oft in einen Topf geworfen. Beide Erkrankungen haben Luftnot als unangenehmstes Symptom gemeinsam, die Ursache und vor allem die Behandlungsmethoden sind aber unterschiedlich. Daher möchte ich Ihnen hier die Unterschiede in einer Tabelle darstellen. So können Sie Ihre Beschwerden zuordnen und dem behandelndem Arzt damit die genauen Umstände Ihrer Erkrankung detailliert beschreiben. Einige Symptome sind bei beiden Erkrankungen nämlich sehr ähnlich.

Habe ich Asthma oder COPD?

KRITERIUM ODER SYMPTOM	ASTHMA	COPD
Atemnot	Im Anfall	Bei Belastung
Husten	Reizhusten, unproduktiv, auch nachts	Frühmorgens, produktiver Husten
Auswurf (Menge)	Wenig	Viel
Alter bei Krankheitsbeginn	Kinder, Jugendliche und Erwachsene	Erwachsene über 50 Jahre
Beginn	Plötzlich, oftmals nach Heuschnupfen oder Infekt	Langsam zunehmend
Wahrnehmung der Krankheit	Häufiger Wechsel zwischen „gesund" und „krank", hoher Leidensdruck	Zu Beginn kaum Krank heitsgefühl, später ständig hoher Leidens-druck
Rauchen	Auftreten davon unabhängig, aber Rauch kann einen Anfall auslösen	Häufigste Ursache der COPD
Spirometriebefunde	Im anfallsfreien Zeitraum oft unauffällig	Ausatemgeschwindig-keit (FEV1) und Atemvolumen (FVC) unter 70 % der Vitalkapazität
Veränderungen des Peak-Flow	Ausgeprägt, mit morgendlicher Verschlechterung	Gering
Übererregbarkeit der Bronchi-en	Ja	Selten, nicht typisch
Kortisonwirkung	Sehr ausgeprägt	Gering
Röntgenbild des Brustraumes	Meistens unauffällig	Anzeichen eines Lungenemphysems

Quelle: netdoktor.de

Wie behandelt der Arzt Asthma?

Bei der Asthmabehandlung hat sich in den letzten Jahren viel getan, einige Standardbehandlungen haben Sie auch schon kennengelernt. Die Nebenwirkungen der Medikamente sind geringer geworden, da die Mittel feiner und genauer dosiert werden können. Es gibt bessere Messmethoden und die Eigenverantwortlichkeit der Patienten wird durch Patientenschulungen gestärkt. Wenn Sie Ihre Asthmaerkrankung mithilfe der richtigen Therapie im Griff haben, können Sie ein fast normales Leben führen!

Messungen zur Diagnose und zur Therapieüberwachung

Peak-Flow-Messung Der einfachste Lungenfunktionstest zur Feststellung von Asthma ist die Peak-Flow-Messung. Hier wird die Geschwindigkeit des Luftstroms beim Ausatmen gemessen und so festgestellt, wie stark die Bronchien verengt sind.

!

Den PEF-Wert können Sie als Patient selbst messen.

Der PEF-Wert (peak expiratory flow) dient auch der Therapieüberwachung: Er sinkt meist schon vor einem Asthmaanfall. Tägliche Messungen mit dem sogenannten Peak-Flow-Meter, die jeder Asthmatiker selbst durchführen kann, geben dem Arzt wichtige Hinweise.

Das Peak-Flow-Meter ist in verschiedenen altersangepassten Bauformen erhältlich. Die Handhabung ist denkbar einfach. Man atmet zuerst möglichst alle Luft aus der Lunge aus, atmet dann tief durch die Nase ein und bläst kurz und kräftig in das Gerät. So, als wolle man eine große Kerze ausblasen – also nicht lange blasen, als wolle man einen Ballon aufpusten, sondern kurz und mit aller Kraft.

Wie sehr die Atemwege wirklich verengt sind, lässt sich mit dem Peak-Flow-Meter leicht messen. Was das Gerät anzeigt, muss aber nicht mit dem übereinstimmen, was der Patient fühlt. Viele Patienten holen schon bei einer geringen Verengung den Notarzt, andere nehmen erst sehr spät ihre Beschwerden wahr.

Spirometrie Eine weitere nützliche Methode ist die Spirometrie. Hierfür atmet der Patient über ein Rohr in ein sogenanntes Spirometer ein und aus. Dieses Gerät misst das Atem- und Lungenvolumen.

Allergietest Ein Allergietest kann eine Allergiebereitschaft feststellen und möglicherweise auslösende Allergene ermitteln. Da als Asthmasymptom auch leichter, gelegentlicher Hustenreiz auftritt, kann es bei Kleinkindern passieren, dass Asthma mit einer Bronchitis oder Erkältungskrankheit verwechselt wird. Durch den Allergietest wird dies verhindert.

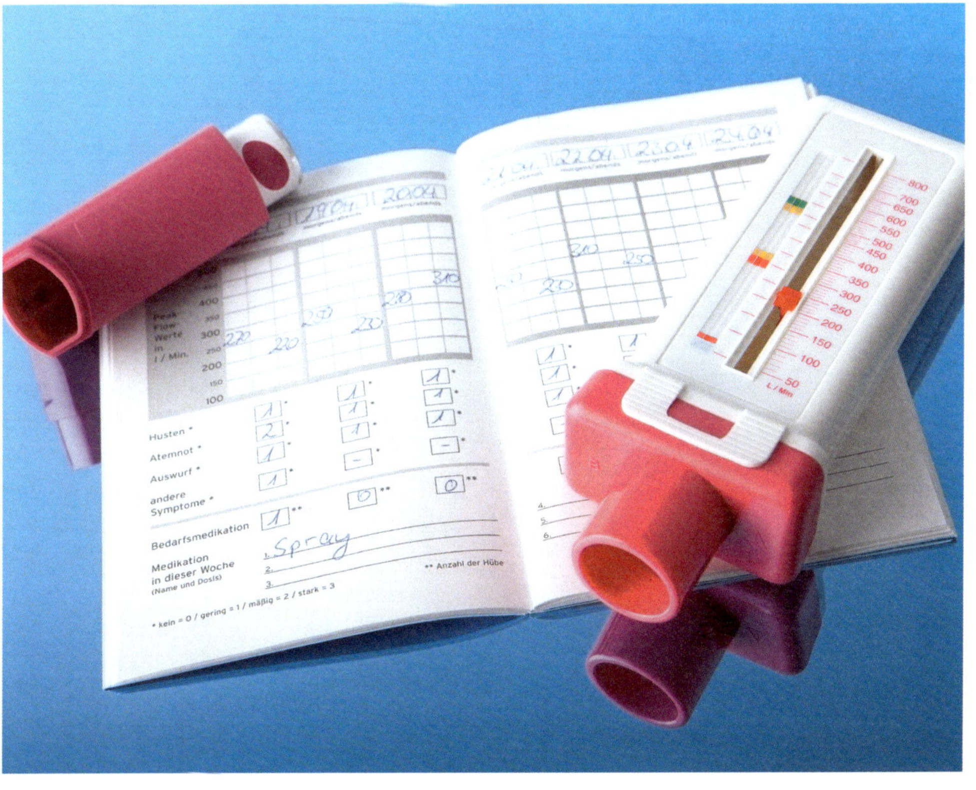

Mit dem Peak-Flow-Meter wird die Geschwindigkeit des Luftstroms beim Ausatmen gemessen.

!

Wer weiß, was er im Notfall tun kann, gerät nicht so schnell in Panik.

10 wichtige Regeln für Patienten mit chronischen Atemwegserkrankungen

- Finden Sie den für Sie richtigen Arzt!
- Akzeptieren Sie Ihre Erkrankung!
- Machen Sie sich mit der Handhabung und Wirkungsweise Ihrer Medikamente vertraut!
- Nehmen Sie Ihre Medikamente richtig ein!
- Nehmen Sie Ihre Medikamente regelmäßig ein!
- Kontrollieren Sie Ihre Erkrankung!
- Lernen Sie, was Sie bei einer Verschlechterung Ihrer Erkrankung tun müssen!
- Lernen Sie, was Sie und andere bei einem Atemnot-Anfall tun müssen!
- Werden Sie körperlich aktiv, treiben Sie (Lungen-)Sport!
- Gehen Sie regelmäßig zu Informationsveranstaltungen!

Unerlässlich: Medikamente

Asthma wird im Wesentlichen durch zwei unterschiedliche Medikamentengruppen behandelt. Die eine hat zum Ziel, einem Anfall vorzubeugen, die andere bietet im Akutfall rasche Hilfe.

Controller zur Vorbeugung

!

Controller wirken vorbeugend, Reliever helfen im Akutfall.

Controller sind Dauermedikamente, die die Entzündung in den Atemwegen abschwächen und die ständige Entzündungsbereitschaft der Bronchien dämpfen. Anfälle und Asthmasymptome treten seltener und leichter auf. Zu den Controllern gehören:

- Glukokortikoide (Kortisonpräparate)
- Leukotrien-Rezeptor-Antagonisten
- Mastzellstabilisatoren

Glukokortikoide Dazu zählt Kortison (z. B. der Wirkstoff Beclometason). Glukokortikoide werden in der Regel inhaliert, es gibt sie bei schwerem Asthma aber auch in Tablettenform.

Leukotrien-Rezeptor-Antagonisten Diese Medikamente blockieren entzündungsfördernde Botenstoffe (Leukotriene) und wirken so der Entzündungsreaktion entgegen. Die Leukotriene werden bei allergischen Erkrankungen und Asthma durch bestimmte Reize wie Pollen, Hausstaub oder kalte Luft ausgelöst. Die Medikamente sind in Tablettenform verfügbar.

Mastzellstabilisatoren Die Mittel werden auch Cromone genannt. Sie verhindern den Austritt von Histamin aus den Körperzellen und verringern die Überempfindlichkeit des Immunsystems gegenüber entzündlichen Reizen wie Allergene oder kalte Luft. Cromone haben einen schwächeren entzündungshemmenden Effekt als Kortison-Präparate. Ihre Wirkung entfalten sie erst, wenn sie dauerhaft über Wochen eingenommen werden.

Reliever für den Notfall

Reliever sind Notfallmedikamente, die bei akuten Beschwerden wie plötzlicher Atemnot eingenommen werden. Sie entspannen innerhalb weniger Minuten die verkrampften Muskeln um die Bronchien, die Atemwege erweitern sich wieder und der Patient bekommt ausreichend Luft. Dazu gehören:

- Beta-2-Sympathomimetika
- Anticholinergika

> !
>
> Benötigen Sie mehrmals wöchentlich ein Notfallmedikament, wird Ihre Asthmaerkrankung nicht ausreichend behandelt.

Beta-2-Sympathomimetika Dazu zählt z. B. der Wirkstoff Salbutamol. Die Mittel werden inhaliert. Ihre Wirkung ist etwa 30 Minuten nach dem Einatmen am größten und hält 3 bis 5 Stunden an.

Anticholinergika Sie erweitern die Bronchien, indem sie das Nervensystem beeinflussen.

Die wichtigsten Inhalationssysteme

Dosieraerosol (z. B. Salbutamol, Foster®, Budiair®)
Das Dosieraerosol ist ein Bedarfs- oder Notfallspray. Sie nehmen es zwischen Daumen und Zeigefinger und schütteln es kräftig. Dann entspannt ausatmen, das Mundstück mit den Lippen umschließen und beim Einatmen den Sprühstoß auslösen. Den Atem 5 bis 10 Sekunden anhalten, dann durch die Nase oder mit Lippenbremse ausatmen.

Spacer (z. B. Aerochamber®, Fisonair®, Jetspacer®, Volumatic®)
Die Inhalationshilfe für das Dosieraerosol bewirkt, dass mehr Wirkstoff in die Lunge gelangt. Setzen Sie das Spray an die Halterung des Spacers, schütteln Sie es und lösen Sie ein bis zwei Sprühstöße aus. Vollständig ausatmen, das Mundstück mit den Lippen umschließen und zwei- bis fünfmal langsam und tief durch den Mund ein- und die Nase ausatmen. Wichtig: Einmal pro Woche gründlich reinigen.

Autohaler (z. B. Ventolair®, Salbulair®, Bronchospray®)
Hier müssen Sie vor Gebrauch die Feder spannen und danach wieder entspannen. Kräftig schütteln und inhalieren wie bei Dosieraerosol beschrieben.

Diskus (z. B. Viani®)
Das Medikament wird durch Entriegeln des Hebels freigegeben. Atmen Sie vollständig aus, setzen Sie den Diskus an den Mund und inhalieren Sie wie bei Dosieraerosol beschrieben.

Turbohaler (z. B. Symbicort®, Pulmicort®, Oxis®)
Den Turbohaler in waagerechter Haltung fest mit den Lippen umschließen und inhalieren wie bei Aerosol beschrieben. An der Seite wird angezeigt, wie viele Inhalationen noch vorhanden sind.

Aerolizer (z. B. Foradil®, Miflonide®)
Beim Aerolizer steckt jede einzelne Dosis in einer Kapsel, die vor der Inhalation geöffnet wird. Inhalieren wie bei Aerosol beschrieben. Wenn Sie die Kapsel entfernen, können Sie sehen, ob Sie den Inhalt vollständig inhaliert haben. Falls nicht, wiederholen Sie den Vorgang.

Vernebler (z. B. Pari Boy®)
Bei Kindern, Infekten oder wenn Sie geschwächt sind, ist es sinnvoll, das Medikament oder die Sole mit dem Vernebler zu inhalieren. Halten Sie sich genau an die Dosierungsvorschrift und die Gebrauchsanweisung für das Gerät. Ganz wichtig: Das Gerät nach Benutzung mit kochendem Wasser mindestens 5 Minuten reinigen.

Für alle Systeme gilt: Nach der Inhalation unbedingt den Mund gründlich ausspülen oder etwas trinken, um Pilzinfektionen zu verhindern.

Stufenschema zur Behandlung von Asthma

Ein wichtiger Begriff im Zusammenhang mit der Asthmatherapie ist das Stufenschema. Dabei handelt es sich um einen Behandlungsplan, der unterschiedliche Medikamente, einzeln oder in Kombination, vorsieht. Er dient dem Arzt und seinem Patienten als Orientierungshilfe für die Behandlung. Als Asthmatiker bleibt man ja in der Regel nicht lebenslang auf einer Krankheitsstufe stehen, sondern wechselt häufig in eine höhere oder niedrigere Stufe, je nach Krankheitsaktivität, also Stärke und Häufigkeit der Beschwerden. Der Stufenplan beruht auf folgenden Prinzipien:

- Die Behandlung richtet sich nach dem aktuellen Schweregrad der Erkrankung.
- Ist das Therapieziel erreicht, wird die Behandlung auf der nächsttieferen Stufe eingestellt.
- Reliever sollen nur bei Bedarf eingenommen werden.
- Eine alleinige Behandlung mit Beta-2-Sympathomimetika wird nicht empfohlen – außer bei gelegentlichen, leichten Beschwerden (Stufe 1).
- Die Dauertherapie wird mit Entzündungshemmern durchgeführt (Stufe 2 bis 4).
- Die Inhalation der Medikamente ist der Einnahme von Tabletten vorzuziehen.

!

Das Stufenschema dient als Behandlungswegweiser.

!

Grundprinzip: So wenig Medikamente wie zur bestmöglichen Asthmakontrolle nötig.

Die Behandlung beginnt auf der Stufe, die dem augenblicklichen Schweregrad der Erkrankung entspricht. Falls die hier vorgeschriebenen Medikamente das Asthma nicht unter Kontrolle bringen, muss auf die nächsthöhere Stufe übergegangen werden („Step up"-Prinzip). Eine andere Möglichkeit besteht darin, den Einsatz der Medikamente gleich auf der nächsthöheren Stufe auszurichten – etwa wenn eine möglichst rasche Asthmakontrolle erreicht werden soll. Sobald die Medikamente wirken, kann dann der Behandlungsplan auf die nächsttiefere Stufe wechseln („Step down"-Prinzip).

Wenn Ihre Beschwerden sich verbessert oder verschlechtert haben, können Sie entsprechend reagieren und den Einsatz Ihrer Medikamente anhand des mit dem Arzt abgesprochenen Plans abändern. Bei einer Verschlechterung muss zuvor allerdings sichergestellt sein, dass Sie die Inhalation richtig durchgeführt, Ihre Medikamente zuverlässig eingenommen und ausreichend auf das Vermeiden allergieauslösender Stoffe geachtet haben. Erst dann werden Ihre Medikamente auf eine höhere Stufe umgestellt.

Keine antientzündliche Grundbehandlung benötigen nur Patienten mit gelegentlichen oder seltenen Beschwerden (also bei Asthma Stufe 1) – z. B. nach versehentlichem Allergenkontakt. Allerdings können selbst auf dieser ersten Stufe schwere Verschlechterungsschübe auftreten. Das schwere anhaltende Asthma (Stufe 4) kann in der Regel nicht vollständig kontrolliert werden. Hier ist die bestmögliche Asthmakontrolle das Therapieziel.

!

Sollte sich das Asthma verschlimmern, können auch mehrere Stufen übersprungen werden.

Die Dauertherapie mit Medikamenten wird verringert, wenn mit der Behandlung über 3 Monate eine optimale Asthmakontrolle erreicht und aufrechterhalten werden konnte. Dann sollten die Medikamente stufenweise verringert werden, wobei der Arzt den Verlauf engmaschig zu überwachen hat hinsichtlich auftretender Beschwerden, Lungenfunktion und anderer Untersuchungsergebnisse. Bei einer Verschlechterung ist das Überspringen mehrerer Stufen möglich.

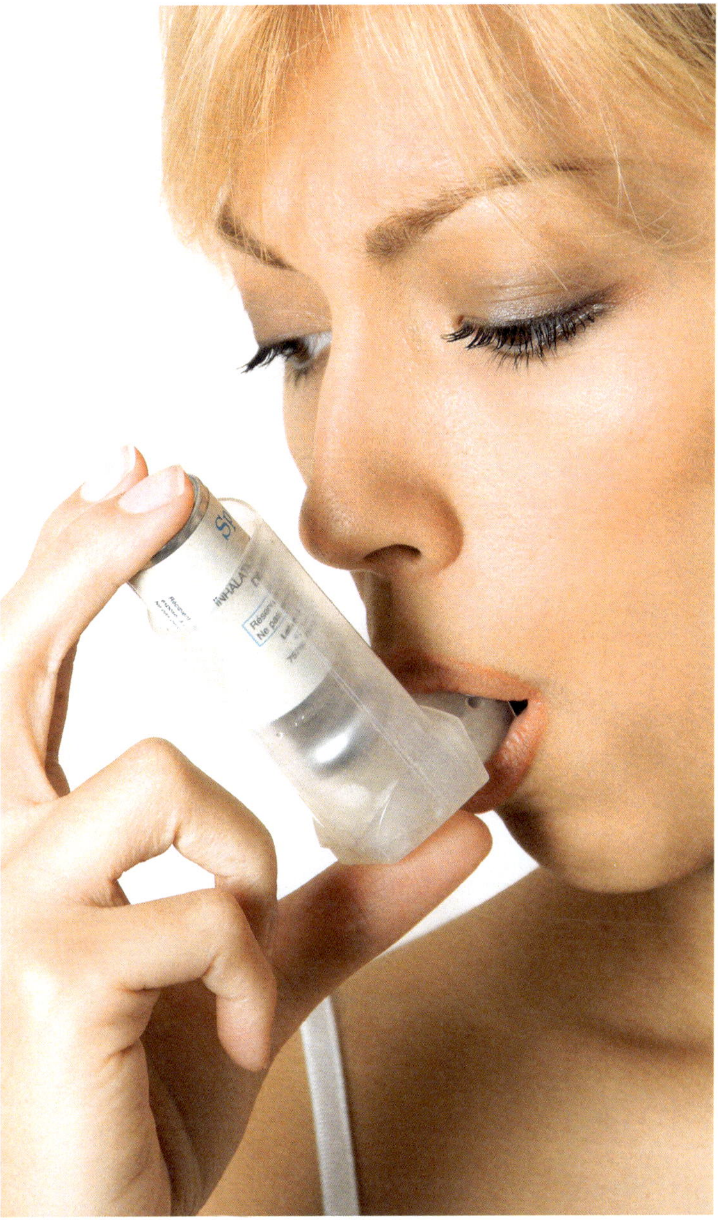

Ziel der Behandlung ist die optimale Asthmakontrolle.

!

Kortison ist besser als sein Ruf.

Special: Kortison – Retter oder Teufelszeug?

Da ich von Lungenkranken immer wieder Fragen über die Risiken und Nebenwirkungen von Kortison gestellt bekomme, möchte ich hier etwas ausführlicher darauf eingehen.

Kortison ist ein körpereigenes Hormon und oft ein lebensrettendes, wichtiges Medikament, da es in erheblichem Ausmaß entzündliche oder allergische Erkrankungen lindert. Trotzdem haben viele Menschen Angst, sobald sie das Wort nur hören. Die meisten denken dann an ein „Hammer-Medikament" mit starken Nebenwirkungen, das nur bei schwersten Erkrankungen gegeben wird. Diese Vorstellung wurzelt in den Erfahrungen der 1970er-Jahre, als die Behandlung mit Kortison viele negative Schlagzeilen machte.

Frühe Erfahrungen mit Kortison Damals hatte man noch keine Langzeiterfahrungen mit dem Hormon. Da es den Patienten als Tabletten oder Spritzen und in viel zu hohen Dosierungen verab-reicht wurde, traten viele Nebenwirkungen auf. Folgen waren das Cushing-Syndrom (Muskelabbau, Wasser- und Fetteinlagerungen), Vollmondgesicht, Stiernacken, Osteoporose (Knochenschwund), punktförmige Hautblutungen, Wachstumsverzögerungen bei Kindern und Jugendlichen, Magen-Darmgeschwüre, erhöhter Blutzuckerspiegel, Diabetes mellitus, Verdünnung der Haut, Akne, grauer und grüner Star, Blutbildveränderungen, vermehrte Infektionen und Immunschwäche.

Verbesserte Verträglichkeit Heute weiß man, dass große Mengen Kortison, über einen kurzen Zeitraum verabreicht, unbedenklich sind. Für Langzeitbehandlungen werden nur noch sehr geringe Dosen eingesetzt. Die körpereigenen Glukokortikoide wurden außerdem in den letzten Jahren immer wieder verändert und weiterentwickelt. Ihre Nebenwirkungen sind wesentlich geringer als die der Kortisone aus früheren Jahren. Durch die neuen lokalen Anwendungsformen wie Gele, Cremes, Salben, Augentropfen, Nasensprays und verschiedene Inhalatoren wirkt das Kortison nur noch dort, wo man es braucht, und nicht mehr im ganzen Körper. Die Nebenwirkungen fallen entsprechend deutlich geringer aus.

Inzwischen gibt es sogar Salben oder Nasensprays mit Kortison, die Sie ohne Rezept in der Apotheke kaufen können. Bevor Sie also aus Angst vor Nebenwirkungen auf Kortison verzichten, sollten Sie gut über den Wirkstoff informiert sein.

!

Inzwischen erhalten Sie Kortison auch ohne Rezept.

Lokale und systemische Anwendung Kortison ist für die Asthmatherapie ein unverzichtbares Medikament geworden. Es unterbindet Entzündungsreaktionen in den Bronchien und es wird weniger Schleim produziert. Zusätzlich vermindert sich die Empfindlichkeit der Bronchien gegenüber Reizen, die einen Anfall auslösen können. Kortison ist daher das Dauermedikament jeder Asthmatherapie. Meistens wird Kortison als Pulverinhalat oder mit dem Dosieraerosol inhaliert. Nur in sehr schweren Fällen wird es zusätzlich als Tabletten verordnet. Kortison unterdrückt auch die Reaktion bei Allergien, z. B. gegen Pollen und Hausstaub. Hier wird es in Form von Augentropfen, Nasenspray oder Inhalationsspray verwendet. Bei Tabletten und Spritzen hingegen (sogenannte systemische Anwendung) verteilt sich das Kortison über den gesamten Blutkreislauf im Körper – und damit auch seine Wirkungen und Nebenwirkungen.

Die richtige Anwendung Kortison hat zwar eine sehr gute Wirkung, diese tritt allerdings in niedriger Dosierung sehr langsam ein (nach etwa 3 bis 4 Tagen). Eine regelmäßige und rechtzeitige Anwendung ist deshalb unbedingt notwendig. Ein akuter Asthmaanfall kann z. B. durch die einmalige Inhalation von Kortison nicht bekämpft werden. Eine Kortisoninfusion oder Kortisonspritze ist hoch dosiert und kann daher lebensrettend sein.

Der Körper produziert körpereigenes Kortison (Cortisol) in einem speziellen Rhythmus. Man beeinflusst diesen Rhythmus am wenigsten, wenn man das Kortison in den frühen Morgenstunden einnimmt (zwischen 6 und 8 Uhr). Manche Asthmatiker benötigen am Abend, wegen der Gefahr nächtlicher Anfälle, eine zweite Dosis.

Sie sehen, Kortison ist in seiner modernen Form und bei richtiger Anwendung glücklicherweise für viele ein Lebensretter und verbessert die Lebensqualität. Die unerwünschten Nebenwirkungen kann man heute tatsächlich recht gering halten.

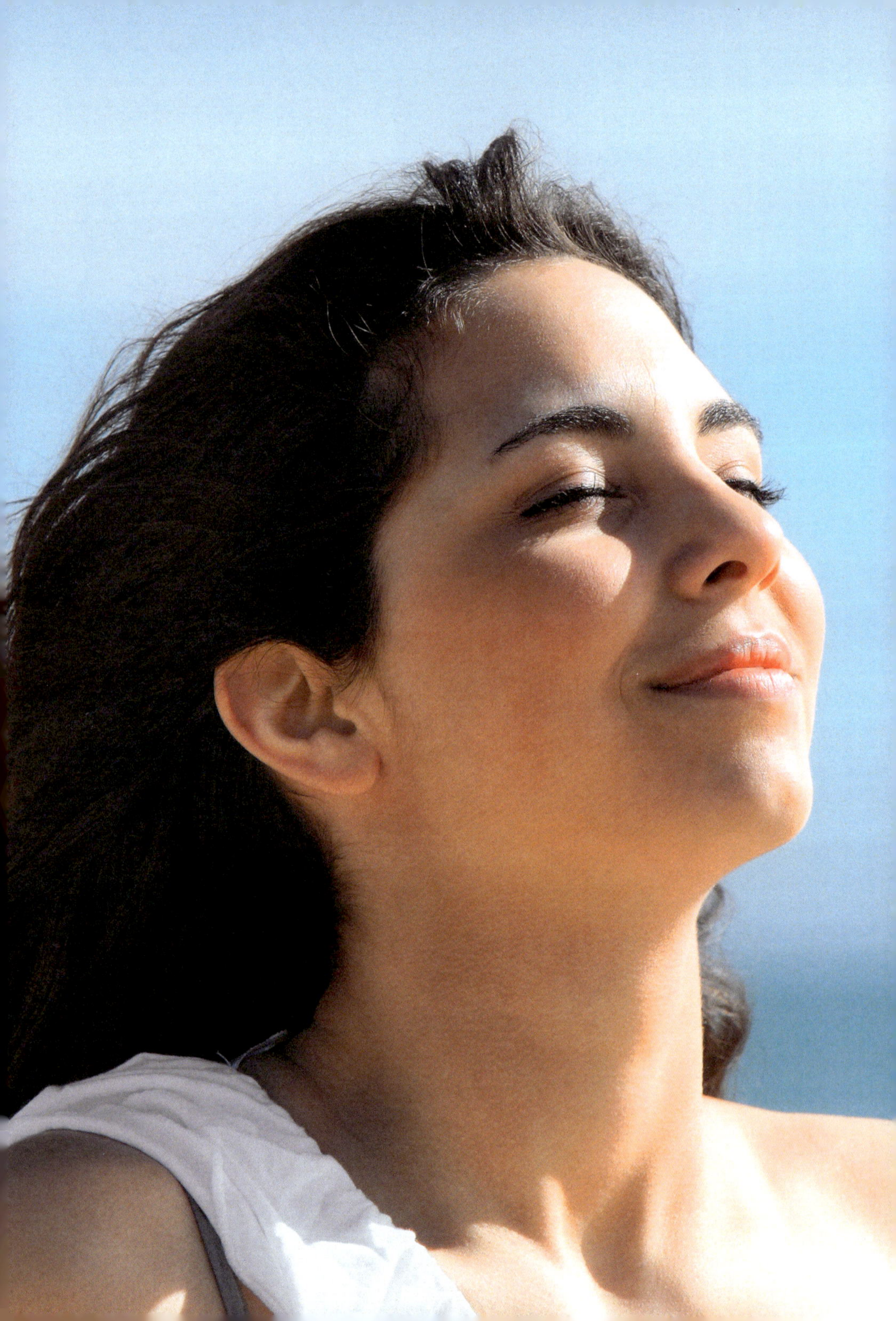

ASTHMA – DAS KÖNNEN SIE SELBST TUN

Asthma ist eine Erkrankung, bei der Sie selbst sehr viel tun können, um die ärztliche Therapie zu unterstützen. Eine Stärkung des Immunsystems, spezielle Atemtechniken, Inhalationen, verschiedene Tees und Bewegung sind bewährte Selbsthilfemethoden, die wesentlich dazu beitragen, dass Sie wieder leichter und freier atmen können. Diese und andere Möglichkeiten stelle ich Ihnen in diesem Kapitel ausführlich vor.

Mit Heilkräften aus der Natur Symptome lindern

In den letzten Jahren erfreuen sich alternative bzw. komplementäre Heilmethoden wie Akupunktur, Ayurveda, TCM (Traditionelle Chinesische Medizin) oder Heilkräuter immer größerer Beliebtheit. Eine Untersuchung des Institutes für Sozialmedizin der Universität Lübeck ergab, dass rund 30 Prozent der Patienten mit Allergien oder Asthma bereits Erfahrungen mit solchen Heilverfahren gemacht haben. Sie sind zwar kein Ersatz für eine medikamentöse Therapie, können diese aber wirkungsvoll unterstützen.

Da ich selbst seit frühester Kindheit unter Asthma leide, weiß ich die modernen Asthmamedikamente sehr zu schätzen, auch wenn sie leider Nebenwirkungen haben. Ich habe aber darüber hinaus sehr gute Erfahrung mit der Kombination von Atemübungen, Yoga, Immunsystemstärkung, Bewegung an frischer Luft sowie Homöopathie und verschiedenen Heiltees gemacht.

Ich möchte Ihnen hier eine Auswahl an natürlichen Behandlungsmöglichkeiten aufzeigen, die schon sehr vielen Asthmatikern geholfen haben. Jeder von Ihnen kann dann die für ihn richtige Kombination herausfinden. Bitte besprechen Sie das aber auf jeden Fall mit Ihrem behandelnden Arzt.

!

Sprechen Sie mit Ihrem Arzt, bevor Sie ein Selbsthilfeverfahren ausprobieren.

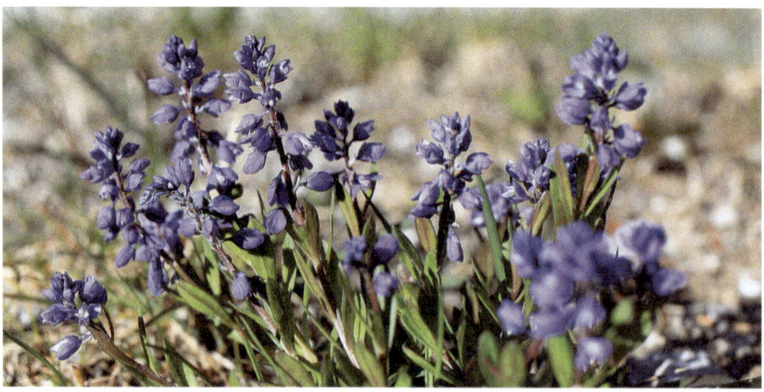

Gegen jedes Leiden ist ein Kraut gewachsen!

Heilpflanzen: Gegen Asthma ist nicht nur ein Kraut gewachsen

!

Sie bekommen die Heilpflanzen in Apotheken und guten Kräuterläden.

„Pflanzen geben uns Nahrung, sie geben uns Heilmittel und sie geben uns auch Medikamente für das Bewusstsein. Die Pflanze produziert aus dem Sonnenlicht unsere Nahrung und unsere Atemluft. Und unser Bewusstsein ist letztlich nichts anderes als die höchste Umwandlung dieser Sonnenenergie. Wir sind Sonnenkinder.“
Albert Hofmann, Schweizer Chemiker

Gegen Asthma helfen viele Kräuter. Die meisten enthalten schleim- oder krampflösende Inhaltsstoffe. Hier finden Sie in alphabetischer Reihenfolge eine Liste von Pflanzen, die in der Selbstbehandlung gut angewendet werden können. Sie erfahren, in welcher Darreichungsform und wie Sie diese anwenden.

Ein wichtiger Hinweis vorab
Auch natürliche Heilmittel können Nebenwirkungen haben und sind nicht generell für jeden geeignet. So reizen z. B. die Sesquiterpenlactone, die in Alantwurzeln enthalten sind, die Schleimhäute. Sie wirken sensibilisierend und können Kontaktallergien hervorrufen. Größere Gaben führen zu Erbrechen, Durchfall, Krämpfen bis hin zu Lähmungserscheinungen.

Alantwurzeln

Die Alantwurzel ist eine Pflanze aus der Familie der Korbblütler. Der überwiegend verwendete Teil ist die Wurzel. Der Tee wird bei Husten, Asthma, Bronchitis, Rippen- und Brustfellentzündung, Krämpfen und Magenschwäche empfohlen.

Teezubereitung Einen gehäuften Teelöffel Alantwurzeln mit ¼ Liter kochendem Wasser übergießen und 15 Minuten ziehen lassen. Absieben und den fertigen Tee mit Honig süßen. Täglich zwei bis vier Tassen schluckweise trinken.

Basilikum

!

Bitte beachten Sie: In der Schwangerschaft sollten Sie auf die Anwendung verzichten.

Basilikum stärkt das Immunsystem, ist entzündungshemmend, hilft bei Rachenentzündungen und wirkt fiebersenkend. Es wird vor allem in der südeuropäischen Küche gegen viele Leiden eingesetzt. Man kann ihn als Gewürz, Tee, Tinktur, Umschlag oder für Bäder anwenden.

Brusteinreibung 5 Tropfen Basilikumöl mit 10 Milliliter Sonnenblumenöl verdünnen und damit die Brust einreiben.

Bibernelle

!

Mit dem ungesüßten Tee kann man auch gut gurgeln.

Der Tee aus der Bibernellwurzel wird zur unterstützenden Behandlung entzündlicher Erkrankungen der oberen Atemwege wie Heiserkeit, Hals- oder Kehlkopfentzündung, Husten, Bronchitis usw. eingesetzt. Man kann sie als Tee, Tinktur, Umschlag oder für Bäder anwenden.

Teezubereitung Einen Teelöffel der zerkleinerten Wurzel mit ¼ Liter kaltem Wasser übergießen, langsam zum Sieden bringen, nach einer Minute absieben. Davon drei Tassen täglich mit Honig gesüßt trinken.

Bittere Kreuzblume

!

Auch Hustenblümlein genannt

Wegen des Bitterstoffs der Kreuzblume wirkt der Tee auch magenstärkend und kräftigend. Der Wurzelaufguss wird bei Lungenleiden und Tuberkulose (Schwindsucht) angewendet, außerdem leistet dieses Kraut vorzügliche Dienste bei Brustkatarrh, Verschleimung der Brust und Entzündungen.

Teezubereitung 2 Teelöffel mit ¼ Liter kaltem Wasser übergießen, zum Sieden bringen, nach einer Minute absieben. Davon zwei bis drei Tassen täglich trinken.

Bockshornklee

Die Heilpflanze Bockshornklee wirkt blutbildend, entzündungshemmend und schleimlösend. Auflagen und Wickel helfen gegen Nasennebenhöhlenentzündungen und Atemwegsbeschwerden. Man kann Bockshornklee aber auch als Tee, Tinktur oder für Bäder anwenden.

Efeu

Bei Husten und Atemwegserkrankungen entfaltet Efeu eine besondere Heilwirkung. Das im Efeu-Extrakt enthaltene Alpha-Hederin sorgt dafür, dass sich festsitzender Schleim verflüssigt und besser abgehustet werden kann. Efeublätterextrakt bekommen Sie in der Apotheke. Sehr gute Erfahrungen habe ich z. B. mit Prospan® gemacht. Sprechen Sie vor der Einnahme aber mit Ihrem Arzt darüber.

!

Efeu ist hochgiftig. Stellen Sie niemals selbst einen Tee aus Efeublättern her!

Ehrenpreis

Ehrenpreis, der auch als Männertreu bekannt ist, wirkt vor allem auf die Atmungsorgane und das Nervensystem. Er ist schleimlösend und wird deshalb gern bei Verschleimung von Brust und Lunge angewendet.

Teezubereitung 2 Teelöffel mit ¼ l kochendem Wasser übergießen, nach 10 Minuten absieben. Dreimal täglich langsam und schluckweise eine Tasse Ehrenpreistee, falls gewünscht mit Honig gesüßt, trinken.

Eukalyptus

Eukalyptusöl ist wohl eines der bekanntesten Erkältungsmittel aus der Naturheilmedizin. Es kann eine natürliche Alternative zur Kortison-Therapie sein, so das Ergebnis einer Studie der Universität Bonn. Der Wirkstoff des Eukalyptus, das Cineol, ist ähnlich wirksam wie Kortison, ohne jedoch dessen Nebenwirkungen hervorzurufen. 100 Milligramm Cineol pro Tag als Kapsel verabreicht verbesserte in einer Studie die Lungenfunktion um 20 Prozent. Nach 3 Monaten konnte bei den Patienten die Kortison-Dosis um 36 Prozent herabgesetzt werden. Wenn Sie unter Nebenwirkungen einer Kortison-Behandlung leiden: Besprechen Sie mit Ihrem Arzt, ob eine Eukalyptus-Behandlung für Sie in Betracht kommt.

!

Für Kleinkinder ist Eukalyptusöl zu intensiv.

Eukalyptusöl löst den zähen Schleim aus den Bronchien und hilft so gegen Husten und Schnupfen. Angewendet wird Eukalyptusöl in Form von Lutschbonbons, Inhalationen, Salben, Kapseln und äußerlichen Einreibungen. Das starke Eukalyptusöl wirkt desinfizierend in der Lunge und macht den Schleim flüssiger.

Bitte beachten Sie: Durch seine Inhaltsstoffe ist Eukalyptusöl nicht für Kleinkinder geeignet. In großen Mengen ist es aber auch für Erwachsene giftig.

Fenchel

Fenchel kennen viele nur gegen Blähungen und Magen-Darm-Beschwerden oder als Babytee. Es ist aber eine weltweit verbreitete Gemüse-, Gewürz- und Heilpflanze mit tollen Eigenschaften. Fenchel wirkt schleimlösend, beruhigend und hilft gegen Verkrampfungen. Als Tee, aber auch als Gemüse ist er sehr hilfreich und bekömmlich.

!

Fencheltee hilft nicht nur gegen Blähungen.

Teezubereitung Ein bis zwei Teelöffel mit ¼ Liter kochendem Wasser übergießen, nach 10 Minuten absieben und trinken.

Holunder

Bei Erkältungskrankheiten und Fieber kann man die Holunderblüten als Tee trinken und sich danach zum Schwitzen ins Bett legen. Auch zur Stärkung des Immunsystems eignet sich ein Holunderblütentee. Bei Husten fördert er die Schleimlösung. Da die Beeren viel Vitamin C enthalten, sind sie als Saft getrunken sehr gut geeignet, die Abwehrkräfte im Winter zu steigern, sodass es gar nicht oder seltener zu Erkältungen kommt.

Teezubereitung 2 bis 3 Esslöffel getrocknete Holunderblüten mit ¼ Liter kochendem Wasser übergießen, 10 Minuten ziehen lassen, dann absieben. Zwei bis drei Tassen täglich trinken.

Indisches Lungenkraut

Indisches Lungenkraut (Adhatoda) kann helfen, überflüssigen Schleim schneller abzutransportieren und so das Atmen zu erleichtern. Extrakte aus Adhatoda-Blättern werden also gerne bei Erkältungsschnupfen, Bronchitis, Asthma, Heuschnupfen und Nasennebenhöhlenentzündungen verwendet. Für die Therapie von Heuschnupfen und asthmatischen Erkrankungen wird es auch in homöopathischen Heilmitteln genutzt. Sie können es in Form von Tee zu sich nehmen oder einen Hustensaft aus dem frischen Presssaft der Blätter bereiten.

!

Adhatoda ist als Bestandteil homöopathischer Arzneimittel gegen Allergien in der Apotheke erhältlich.

Sprechen Sie mit Ihrem Arzt, wenn Sie zur Unterstützung Ihrer Asthmatherapie Adhatoda verwenden möchten. Er kann beurteilen, ob das Kraut für Sie geeignet ist, und nur so kann sichergestellt werden, dass Sie es in der richtigen Dosierung einnehmen. Falsch dosiert kann es nämlich zu Übelkeit und Erbrechen führen.

Bitte beachten Sie: Das Indische Lungenkraut darf nicht während der Schwangerschaft angewendet werden.

Ingwerwurzel

Ingwerwurzeltee hilft bei Erkältungskrankheiten und wirkt wärmend und entzündungshemmend. Er ist – nebenbei gesagt – einer meiner Lieblingstees im Herbst und Winter. Unser Immunsystem profitiert ebenfalls von der scharfen Wurzel. Glutathion, das wichtigste wasserlösliche Antioxidans in unserem Körper, stimuliert das Immunsystem, indem es die Funktionen der weißen Blutkörperchen anregt. Eine regelmäßige Einnahme von Ingwer wirkt einer krankheitsbedingten Abnahme von Glutathion entgegen. Ingwer hilft außerdem bei Verdauungsbeschwerden, Blähungen, Übelkeit

!

Ingwer – eine leider noch unterschätzte Heilpflanze!

und Reisekrankheit. Ich setze Ingwer bei fast allen Beschwerden ein. Eine wahre Wunderwurzel! Auch beim Kochen findet sie bei mir Verwendung. Eine Möhrensuppe mit Ingwer und Walnussöl ist eine Köstlichkeit.

Teezubereitung Ein ca. 5 cm großes Stück geschälte Ingwerwurzel in Scheiben schneiden und mit einem Liter kochendem Wasser übergießen. Mindestens 5 bis 10 Minuten ziehen lassen. Die Ingwerwurzelscheiben können im Tee verbleiben.

Isländisch Moos

Auch Reizhusten, ein trockener Husten ohne Auswurf, ist eine häufige Begleiterscheinung bei Asthma. Hier hilft das schleimhaltige Isländisch Moos, das es günstig als Lutschpastillen in Apotheke und Drogerie gibt. In der Apotheke oder im Kräuterladen bekommen Sie auch Tee.

Teezubereitung 2 Teelöffel Isländisch Moos mit ¼ Liter kaltem Wasser übergießen, langsam zum Kochen bringen. Zwei bis drei Tassen täglich trinken.

Kardamom

!

Vorsicht mit Kardamom bei Gallensteinen!

Kardamom ist ein beliebtes Gewürz, welches aber auch in der Naturheilkunde Verwendung findet. Besonders bei Asthma und Bronchitis wie auch bei einer Grippe hat sich Kardamom sehr bewährt. Man verwendet es als Gewürz oder brüht sich einen Tee.

Teezubereitung Einen Teelöffel Kardamom mit ¼ Liter heißem Wasser übergießen, 10 Minuten ziehen lassen, absieben. Zwei bis drei Tassen täglich trinken. Eine Dosis von 1,5 Gramm Kardamom täglich sollte nicht überschritten werden.

Königskerze

Die Königskerze hilft bei Asthma und Irritationen der Atemwege. Sie wirkt schleimlösend, hustenlindernd und ist entzündungshemmend.

Teezubereitung Einen Esslöffel getrocknete Königskerzenblüten mit ¼ Liter kochendem Wasser übergießen, 3 bis 5 Minuten ziehen lassen und absieben. Den Tee mit Honig süßen und mehrmals täglich eine Tasse trinken. Eine Tagesdosis von 3 bis 4 Gramm sollte nicht überschritten werden.

!

Selbst gepflückte Blüten können Sie im Backofen bei 50 bis 60 °C trocknen.

Lungenkraut

Wie der Name schon sagt, ist dieses in Mitteleuropa heimische Kraut offensichtlich für Lungenkranke gewachsen. Es fördert den Auswurf, ist schleimlösend und reizlindernd. Als Tee hilft es bei entzündeten Schleimhäuten der oberen Atemwege, chronischer Bronchitis, Husten, Verschleimung, Halsentzündung und Heiserkeit.

Teezubereitung 2 Teelöffel Lungenkraut mit ¼ Liter kochendem Wasser übergießen, 10 Minuten ziehen lassen, absieben. Täglich drei Tassen trinken.

Majoran

Majoran hat krampflösende, stimulierende und entspannende Eigenschaften und hilft unter anderem bei Atemwegsbeschwerden und Bronchitis.

Teezubereitung 1 bis 2 Teelöffel mit ¼ Liter heißem Wasser übergießen, 5 Minuten ziehen lassen. Ein bis zwei Tassen täglich trinken.

Salbenzubereitung Einen Teelöffel Majoran mit einem Teelöffel Weingeist übergießen, einige Stunden stehen lassen. Einen Teelöffel frische Butter dazugeben, 10 Minuten im Wasserbad erwärmen, durch ein Taschentuch absieben und abkühlen lassen. Auf die Oberlippe auftragen.

„Majoranbutter" können Sie auch in der Apotheke herstellen lassen. Sie hilft verschnupften Säuglingen und Kleinkindern hervorragend, um wieder durch die Nase atmen zu können. Nebenbei heilt sie auch rissige, trockene Nasenflügel.

!

Majoranbutter ist auch ein bewährtes Hausmittel für verschnupfte Säuglinge.

Meerrettich

Meerrettich wirkt antibiotisch, krampflösend und regt die Sekretproduktion an. Er hilft somit wunderbar bei Katarrhen der Atemwege, Bronchitis und Husten. Bei Asthma haben sich Brustumschläge mit geriebenem Meerrettich bewährt.

Meerrettich-Honig Geriebenen Meerrettich mit der gleichen Menge Bienenhonig mischen und dreimal täglich sowie vor dem Schlafengehen einen Teelöffel davon lutschen. Das löst festsitzenden Husten und lindert Halsschmerzen.

Meisterwurz

Meisterwurz ist eine Alpenpflanze und hat einen sehr scharfen, brennenden Geschmack. Sie hat eine stark schleimlösende Wirkung und entfernt den Schleim zügig aus dem Körper. In der Regel wird Meisterwurz mit Bibernellwurz in Schnaps angesetzt und in dieser Form bei hartnäckiger Heiserkeit, Halsverschleimung und schwerem Asthma angewendet.

Teezubereitung Einen Teelöffel mit ¼ Liter kaltem Wasser übergießen und zum Kochen bringen. 3 Minuten köcheln lassen, absieben. Täglich zwei Tassen trinken.

Nelken

Nelken wirken antiseptisch, krampflösend und stärken die Lunge. Gewürznelken sollten allerdings nur in geringen Mengen einem Kräutertee beigegeben werden, da der Geschmack sehr intensiv ist.

Teezubereitung Einen Teelöffel Gewürznelken und einen Teelöffel Pfefferminz- oder anderen Kräutertee mit ¼ Liter heißem Wasser 10 bis 15 Minuten ziehen lassen. 2 bis 3 Tassen täglich trinken. Der Tee hilft besonders gut bei Entzündungen der oberen Atemwege und des Rachenraums.

!

Fügen Sie Gewürznelken einem Kräutertee Ihrer Wahl zu.

Schwarzkümmelöl

Echter Schwarzkümmel erweitert die Bronchialgefäße und hilft bei allergischem Asthma, indem er die Freisetzung allergischer Mediatoren hemmt und die Funktion der T-Zellen unterdrückt. Er stabilisiert überdies das Immunsystem und wirkt antibakteriell und antientzündlich. Schwarzkümmel ist als Tee, reines Öl oder Kapseln in Apotheken und Drogerien erhältlich.

!

Schwarzkümmelöl hat schon vielen Menschen mit allergischem Asthma geholfen.

Bericht aus der Selbsthilfegruppe

Ein junger Mann, der in der Selbsthilfegruppe Hilfe suchte, litt schon viele Jahre an einer ausgeprägten Pollenallergie. Ohne Asthmamedikamente kam er in der Pollenzeit nicht mehr aus. Er begann einen Selbstversuch mit Schwarzkümmelöl in Kapselform. Nach wenigen Wochen konnte er – unter Aufsicht des Lungenfacharztes – die Medikamentendosis immer mehr verringern. Nach 3 Monaten brauchte er kein Kortisonspray mehr und heute trägt er nur noch zur eigenen Sicherheit ein Bedarfsspray bei sich. Er fühlt sich gesund und hat seit 2 Jahren keinen Asthmaanfall mehr gehabt. Jetzt kann er endlich wieder Radtouren mit seinen Freunden machen, ganz unabhängig vom Pollenflug.

Spitzwegerich

Spitzwegerich wirkt reizmildernd im Bereich der Bronchien, desinfiziert und löst den Schleim. Er ist ein bewährtes Hustenmittel und lindert auch andere Lungenerkrankungen.

Teezubereitung Einen Teelöffel Spitzwegerichkraut mit einer Tasse kaltem Wasser übergießen. Ein bis zwei Stunden ziehen lassen, absieben, nur leicht erwärmen. Mehrmals täglich eine Tasse trinken.

Spitzwegerichsirup Durch seinen süßen Geschmack eignet sich der Sirup sehr gut für Kinder. Er wird mit Waldhonig gemacht. Die Wirkstoffe des Honigs haben antibiotische und hustenlindernde Eigenschaften, sind also eine wunderbare Ergänzung zur Wirkung

!

Kinder mögen den süßen Spitzwegerichsirup.

des Spitzwegerichs. Die Herstellung des Sirups ist etwas aufwendig, aber die Arbeit lohnt sich.

Wenn mich plötzlich ein Infekt erwischt, kaufe ich den Sirup auch schon mal fertig in der Apotheke oder Drogerie.

Rezept Spitzwegerichsirup

Zutaten
25 g Spitzwegerichblätter
175 ml Waldhonig

Zubereitung
1. Spitzwegerichblätter in einen Topf geben. ¼ Wasser über die Blätter geben und kurz aufkochen. 30 Minuten ziehen lassen.
2. Ein Sieb über einen anderen Topf hängen und die Spitzwegerich-Abkochung durchsieben.
3. Die durchgesiebte Spitzwegerich-Abkochung nochmals zum Kochen bringen, auf die Hälfte einkochen und auf ca. 40 °C abkühlen lassen.
4. Den Waldhonig hinzufügen und gut verrühren.
5. Abgekühlten Sirup in Flaschen abfüllen. Beschriften und möglichst kühl lagern.

!

Bei Husten dreimal täglich einen Teelöffel Spitzwegerichsirup einnehmen.

Süßholzwurzel

Süßholzwurzel hilft gegen Husten, Halsentzündungen und Bronchitis. Sie ist Auswurf fördernd, schleim- und krampflösend, antiallergisch und Husten stillend. Sehr lecker ist ein Sirup. Dazu gibt man ein Gramm Saft in 100 Milliliter heißes Wasser. Zwei- bis dreimal täglich trinken. Auch ein Tee wirkt gut.

Teezubereitung Einen Teelöffel mit einer Tasse kochendem Wasser übergießen, 15 bis 20 Minuten ziehen lassen, absieben. Täglich 3 bis 5 Tassen trinken.

Thymian

Die meisten kennen Thymian als eine typisch mediterrane Gewürzpflanze, doch seine desinfizierende und schleim- bzw. krampflösende Wirkung war schon im Altertum bekannt. Thymian wird bei Erkältungskrankheiten, Infektionen der Atemwege, bei Husten und akuter Bronchitis als Tee, Sirup oder Pflanzensaft eingesetzt.

!

Thymian hat eine desinfizierende Wirkung.

Zum Inhalieren gibt man 2 Tropfen gutes Thymianöl ins heiße Wasser und atmet den Dampf 15 bis 20 Minuten ein. Zum Gurgeln 5 Gramm Thymiankraut in 100 Milliliter warmem Wasser ziehen lassen und gurgeln.

Teezubereitung 2 Teelöffel Thymiankraut mit ¼ Liter kochendem Wasser übergießen, 5 Minuten zugedeckt ziehen lassen, absieben. Mehrmals täglich eine Tasse trinken.

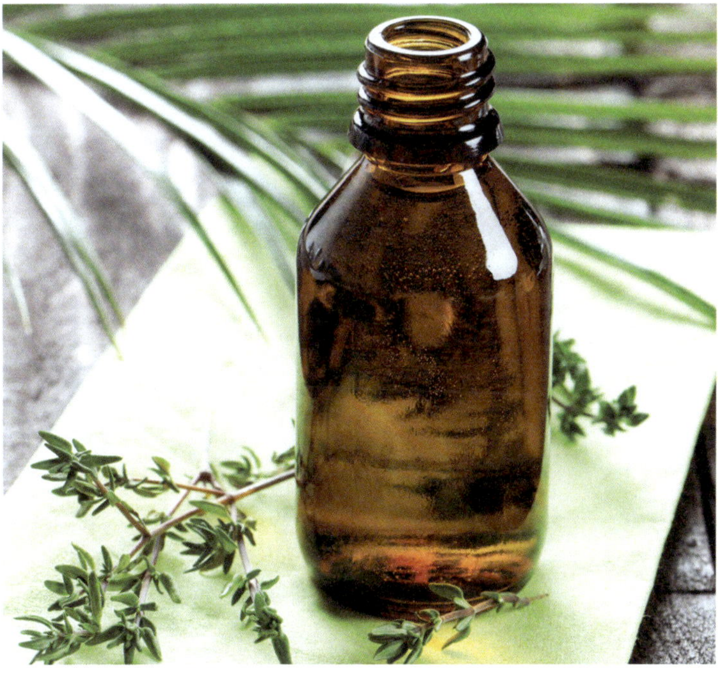

Thymianöl eignet sich sehr gut zum Inhalieren.

!

Nehmen Sie Zimt am besten als Gewürz zu sich.

Zimt

Zimt ist ein besonderes Geschenk der Natur. Das Gewürz wirkt unter anderem antibakteriell, schleimlösend, auswurffördernd und krampflösend und ist somit eine sehr gute Unterstützung der Asthmatherapie. Auf Joghurt oder anderen Desserts ist es eine leckere und gesunde Ergänzung.

Zwiebel

Die in der Zwiebel enthaltenen schwefelhaltigen Senföle desinfizieren die Bronchien und lösen den Schleim.

Ein besonders einfaches, preiswertes, aber sehr hilfreiches Hustenmittel ist Zwiebelsirup.

Rezept Zwiebelsirup

1. 3 mittelgroße (möglichst rote) Zwiebeln klein würfeln und in ein Schraubverschlussglas (etwa Marmeladenglas) füllen.
2. Einen guten, kalt geschleuderten, möglichst kristallisierten Honig darübergeben, bis das Glas fast gefüllt ist. 24 bis 48 Stunden stehen lassen, dabei ab und zu schütteln.
3. Durch ein Sieb gießen und in eine Flasche füllen.

Anfangs stündlich, dann dreimal täglich einen Esslöffel vor dem Essen einnehmen, bis der Husten gelöst oder verschwunden ist. Der Sirup hält sich im Kühlschrank einige Zeit.

Es gibt sicherlich noch viele andere Heilpflanzen, die uns Asthmatikern helfen. In diesem Kapitel habe ich nur die gängigsten und hilfreichsten vorgestellt, mit denen ich gute Erfahrungen gesammelt habe.

Ätherische Öle für eine freie Atmung

Die Heilkräfte von Pflanzen und Kräutern werden seit Jahrtausenden auch in der Aromatherapie eingesetzt. Einige ätherische Öle – etwa von Anis, Eukalyptus, Fenchel, Thymian und Nadelhölzern – haben sich auch bei Asthma bewährt. Sie desinfizieren, lösen Krämpfe, verflüssigen das Bronchialsekret und erleichtern Ihnen das Abhusten.

Ätherische Öle können Sie in einer Duftlampe verdampfen lassen. Bitte beachten Sie dabei aber, dass es sehr schnell zur Verkeimung des Wassers kommen kann, und wechseln Sie das Wasser-Öl-Gemisch täglich. Um die Atemwege zu öffnen, können ätherische Öle inhaliert oder im Dampfbad verwendet werden. Auch Wannenbäder bieten sich an. Wenn Sie jedoch akut erkältet sind und Fieber haben, ist ein Wannenbad oft zu belastend für Ihren Kreislauf.

!

Nehmen Sie bei akuter Erkältung und Fieber kein Wannenbad.

In Salben und Massageölen sind die aromatischen Öle für Einreibungen zu verwenden. Qualitativ sehr gute ätherische Öle können Sie auch einnehmen, aber nur in kleinsten Mengen und sehr stark verdünnt, denn ätherische Öle sind sehr intensiv.

In diesem Kapitel erfahren Sie, mit welchen ätherischen Ölen ich gute Erfahrungen bei der Behandlung von Asthma gemacht habe und wie Sie sie am besten einsetzen.

Bitte beachten

Verwenden Sie keine Parfumöle. Diese sind synthetisch hergestellt und haben für Lungenkranke oft sehr negative Auswirkungen. Ätherische Öle dürfen Sie nie unverdünnt anwenden. Sie brauchen immer einen Emulgator wie Mandel- oder Jojobaöl, Milch oder Sahne.

Anisöl

In der Duftlampe hilft Anisöl unter anderem bei Bronchitis, Husten und Asthma. Es ist ein wunderbar warmer Duft, der an die Advents- und Weihnachtszeit erinnert. Sie können es auch als Balsam, in Bädern, als Cremes, zur Inhalation, als Kompressen und als Massageöl verwenden.

Eukalyptusöl

Wie bereits beschrieben, enthält der Eukalyptus Cineol, das ähnlich wie Kortison bei Atemwegserkrankungen helfen soll. Der Naturstoff kann inhaliert oder dem Organismus in Form von Kapseln zugeführt werden, die sich im Dünndarm auflösen und ihren Inhalt an das Blut abgeben. Sechs Kapseln zu 100 Milligramm täglich reichen aus, um bei Asthmapatienten die Lungenfunktion um bis zu 20 Prozent zu verbessern. In einer kürzlich durchgeführten Studie konnte zudem bei zwölfwöchiger Cineol-Gabe die Kortisondosis um durchschnittlich 36 Prozent reduziert werden.

!

Studien belegen: Eukalyptus verbessert die Lungenfunktion.

Eukalyptusöl hat eine antiseptische Wirkung, besonders auf die Atemwege. Es löst Krämpfe und Verschleimungen und reinigt das Blut. In einer Duftlampe hilft das Öl, die Ausbreitung von Krankheitskeimen in Räumen zu vermeiden, was z. B. in der Schnupfen- und Grippezeit von großem Vorteil ist. Eukalyptusöl erhöht zudem auch die Fähigkeit der Körperzellen, Sauerstoff aufzunehmen. Es ist das erste Mittel bei einem Infekt.

Lavendelöl

!

Lavendelöl hilft nicht nur zu entspannen.

Ein Kissen, gefüllt mit Lavendel, sorgt für baldiges Einschlafen und für Entspannung. Diese Wirkung kennen Sie bestimmt. Dass Lavendelöl aber unter anderem auch bei Asthma und Migräne sehr hilfreich sein kann, ist leider noch recht unbekannt. In diesen Fällen verwenden Sie Lavendel als ätherisches Öl entweder als Zusatz zum Badewasser oder als Inhalation. Probieren Sie es aus. Ich war überrascht von der guten Wirkung.

Rosenöl

Rosenöl ist eines der kostbarsten Öle überhaupt. Es wirkt harmonisierend, krampflösend und beruhigend. Daher sollte es bei asthmatischen Beschwerden ebenfalls eingesetzt werden. Ich verwende natürliches Rosenöl immer in Verbindung mit gezielten Atemübungen: ein Drittel durch die Nase einatmen, zwei Drittel mit Lippenbremse ausatmen. Sie werden staunen, wie das Rosenöl die Atemübungen intensiviert.

Da Rosenöl sehr teuer ist, nehme ich im Sommer die Blütenblätter meiner Duftrosen aus dem Garten. Wer also das Glück hat, einen Rosengarten zu besitzen, oder einen Gärtner kennt, der unbehandelte Duftrosen verkauft, sollte diese Möglichkeit nutzen.

!

Rosenöl wirkt harmonisierend und krampflösend.

Thymianöl

Thymianöl wirkt abwehrstärkend, anregend, antiseptisch, krampflösend und schleimlösend. Es regt die Bildung von weißen Blutkörperchen an und schützt so vor infektiösen Krankheiten. Als Inhalat wird Thymianöl traditionell verwendet bei Asthma, Bronchitis, Sekretstau, Erkältung, Halsentzündung, Kehlkopfentzündung, Keuchhusten und Nasennebenhöhlenentzündung.

Zypressenöl

Hippokrates, der bekannte Heiler aus dem alten Griechenland, verwendete die Zypresse bei Tuberkulose. Ihr würziger Duft kann bei Atemwegserkrankungen helfen. Zypressenöl wird traditionell bei Asthma bronchiale und Keuchhusten eingesetzt.

Neben den hier vorgestellten ätherischen Ölen gibt es noch weitere, die bei asthmatischen Beschwerden helfen können. Zu nennen sind hier Basilikum, Bohnenkraut, Cajeput, Fichte, Lorbeer, Majoran, Myrte, Niaouli, Oregano, Pfefferminze, Rosmarin, Salbei, Wacholder, Weihrauch, Ysop, Zirbelkiefer und Zitrone.

Wohltuend und befreiend: Heilwickel

Heilwickel und äußere Anwendungen haben eine jahrhundertelange Tradition. Hier stelle ich Ihnen einige Möglichkeiten vor, die gerade bei Asthma sehr hilfreich sein können.

Quarkwickel

!

Der Quarkwickel bewirkt eine sanfte Entkrampfung der Bronchien.

Ein Brustwickel mit Quark verschafft Ihnen große Erleichterung, wenn Ihre Atemwege verschleimt sind. Streichen Sie eine ungefähr 1 cm dicke Schicht zimmerwarmen Quark auf ein Baumwolltuch, das etwas größer ist als Ihr Brustkorb. Legen Sie dieses Tuch auf ein größeres trockenes Tuch, das Sie oben und unten um das Quarktuch schlagen. Diese beiden Tücher legen Sie um den Brustkorb und schlagen einen breiten Schal zur Befestigung darüber. 15 bis 20 Minuten einwirken lassen.

Kartoffelwickel

!

Der Kartoffelwickel ist ein wirkungsvoller Wärmespender.

Ein Kartoffelwickel hilft wunderbar bei beginnender Erkältung, trockenem Husten, Halsschmerzen, Bronchitis und Kopfschmerzen.

Dazu 4 bis 6 Kartoffeln ungeschält kochen, zerdrücken, in ein Handtuch oder eine Mullbinde wickeln und so heiß wie möglich auf die Brust oder den Rücken legen. Mit einem Wolltuch umwickeln und etwa eine Stunde einwirken lassen.

Thymianteebrustwickel

Bei Husten wirkt ein Thymianwickel schleimlösend, entzündungshemmend und durchwärmend.

Dazu 3 Teelöffel Thymiankraut mit ¾ Liter kochendem Wasser überbrühen und 10 Minuten ziehen lassen. Ein etwas dickeres Tuch, das so groß ist, dass es einmal um den ganzen Brustkorb passt und von der Achselhöhle bis zur unteren Rippe reicht, wird in ein Geschirrtuch eingeschlagen. Dann wird der Thymiantee in eine Schüssel gegossen. Das Geschirrtuch mit dem Wickeltuch vorsichtig in den Tee tauchen und schwenken. Nun schnell und gründlich wringen, indem man die äußeren, trockenen Enden des Geschirrtuchs fasst. Das Wickeltuch sollte möglichst trocken und möglichst warm schnell einmal um die Brust gelegt werden und sofort mit einem Außentuch umwickelt werden (es kühlt schnell aus).

Der Wickel bleibt 30 Minuten liegen. Die Schultern sollten dabei warm abgedeckt sein. Danach sollten Sie weitere 30 Minuten nachruhen.

!

Eine Wärmflasche auf der Brust hält den Wickel schön warm.

Prießnitz-Wickel

Der Naturheiler Vincenz Prießnitz beschrieb mehr als 50 verschiedene Anwendungsformen für kaltes Wasser und gründete 1823 eine Kaltwasser-Heilanstalt. Bis heute heißen Kaltwasser-Wickel auch Prießnitz-Wickel. Auf diesem Wissen baute übrigens Sebastian Kneipp seine Therapieform auf und machte Wasserkuren berühmt.

Für einen Prießnitz-Wickel brauchen Sie ein Leinentuch für innen, ein kleines Frotteetuch als Zwischenwickel und einen Wollschal für außen, zusätzlich eine Schale mit kaltem Leitungswasser.

Tränken Sie das Leinentuch ganz mit kaltem Wasser, wringen Sie es gut aus und legen Sie es möglichst faltenfrei auf den kranken Bereich – etwa einen akut entzündeten Hals. Lassen Sie dabei hinten am Nacken den Bereich der Halswirbel frei. Nun wickeln Sie das Frotteetuch darüber und danach den Wollschal, den Sie gut feststecken sollten. Dann geht es ab ins Bett zur Ruhepause. Entfernen Sie den Wickel, sobald er sich zu erwärmen beginnt.

!

Mit dem Prießnitz-Wickel lassen sich akute Entzündungen lindern.

Bei einer chronischen Entzündung können Sie den Wickel ruhig über Nacht liegen lassen. Wenn Sie den Wickel abgenommen haben, sollten Sie Ihren Hals gut trocken reiben und ein trockenes Handtuch oder einen Schal darumwickeln. Bleiben Sie unbedingt noch eine ganze Weile im Warmen.

Brustwickel mit warmem Wasser

Bei trockenem Husten kann ein warmer Brustwickel sehr angenehm sein. Als innere Lage wird ein Leintuch verwendet, das um den Oberkörper reicht. Dieses mit lauwarmem Wasser tränken, auswringen und glatt rund um die Brust wickeln. Der Wickel muss von den Achselhöhlen bis zum Rippenbogen reichen und kann eine halbe Stunde liegen bleiben.

Senfmehlfußbad

!

Das Senfmehlfußbad wird kurmäßig über 14 Tage angewendet.

Ein Senfmehlfußbad hilft bei Erkältungskrankheiten, Atemwegsinfekten, beginnender Grippe, Nasennebenhöhlen- und Stirnhöhlenentzündungen. Wenden Sie es als Kur über 14 Tage einmal täglich abends an. Eine große Schüssel, in die beide Füße hineinpassen und die möglichst über die Waden hoch ist, wird mit angenehm warmem Wasser (so heiß wie möglich) gefüllt. Die Füße werden hineingestellt. Dann kommt das Senfmehl hinzu, je nach Größe der Schüssel 3 bis 6 Esslöffel.

Baden Sie Ihre Füße etwa 10 Minuten darin. Wenn es zu stark brennt und die Haut rot wird, verkürzen Sie die Zeit. Danach die Füße mit warmem Wasser abspülen, abtrocknen und mit fünfprozentigem Lavendelöl einreiben. Sofort warme Wollsocken anziehen und die Füße warm halten. Nachruhen.

Bitte beachten Sie: Das Senfmehlfußbad sollte nur bei intakter Haut an den Füßen angewendet werden. Für Kinder unter 5 Jahren und während der Schwangerschaft ist es nicht geeignet.

Wenn ich merke, dass ich einen Infekt bekomme, mache ich gleich abends ein Senfmehlfußbad. Dazu trinke ich einen Ingwertee, der schön von innen wärmt. Meistens werden dadurch die Beschwerden abgekürzt und nach zwei bis drei Tagen bin ich wieder fit.

Sanfte Hilfe bei grippalen Infekten und Atemwegsbeschwerden

Ein starkes Immunsystem kann Krankheitserreger wie Grippeviren abwehren. Deshalb besteht die erste Maßnahme gegen grippale Infekte in einer Stärkung des Abwehrsystems. Wenn es doch zu einer Infektion gekommen ist, helfen bewährte Tees und häufig auch natürliche Antibiotika.

!

Ein starkes Immunsystem kann Infekte abwehren.

Das Immunsystem stärken, die Selbstheilungskräfte wecken

Ein geschwächtes Immunsystem vergrößert das Risiko eines Asthmaanfalls. Deshalb ist es so wichtig, die Abwehrkräfte zu stärken. Hierzu finden Sie an verschiedenen Stellen dieses Buches hilfreiche Hinweise. Da sind zum einen die Ernährung, die Darmpflege, Bewegung und Sport, Tees usw. Zum anderen aber ist auch die Einstellung zur eigenen Erkrankung sehr wichtig (siehe Kapitel „Asthma und die Seele" auf Seite 146). An dieser Stelle möchte ich zunächst auf den bekanntesten Abwehrstärker bei Infekten hinweisen: Echinacea.

Echinacea

Der rote Sonnenhut (Echinacea) ist nicht nur als hübsche Bauernstaude beliebt, er gilt auch als Star unter den immunstärkenden Substanzen. Extrakte aus Kraut und Wurzeln sollen die Schleimhäute unempfindlicher gegen Krankheitskeime machen. Etliche Studien sprechen dafür, dass Echinacea Ihr Immunsystem wirkungsvoll stimuliert, wenn Sie es bei den ersten Krankheitszeichen einnehmen. Da es jedoch auch andere Studien gibt, die dies nicht bestätigen, sollten Sie es am besten selbst ausprobieren.

Vorsichtig sein sollten Sie allerdings, wenn Sie Allergiker sind, denn es wurden bereits allergische Reaktionen auf Echinacea beobachtet. Wichtig zu wissen ist auch, dass es unter Umständen zu Schüben bei Autoimmunkrankheiten wie Multipler Sklerose oder Rheuma kommen kann, denn Echinacea stimuliert das Immunsystem. Mit ernsten Nebenwirkungen ist im Normalfall jedoch nicht zu rechnen. Kaufen Sie auf alle Fälle ein gutes Präparat von einem angesehenen Hersteller – am besten in der Apotheke Ihres Vertrauens.

Echinacea ist wohl der gängigste Abwehrstärker und unbedingt einen Versuch wert.

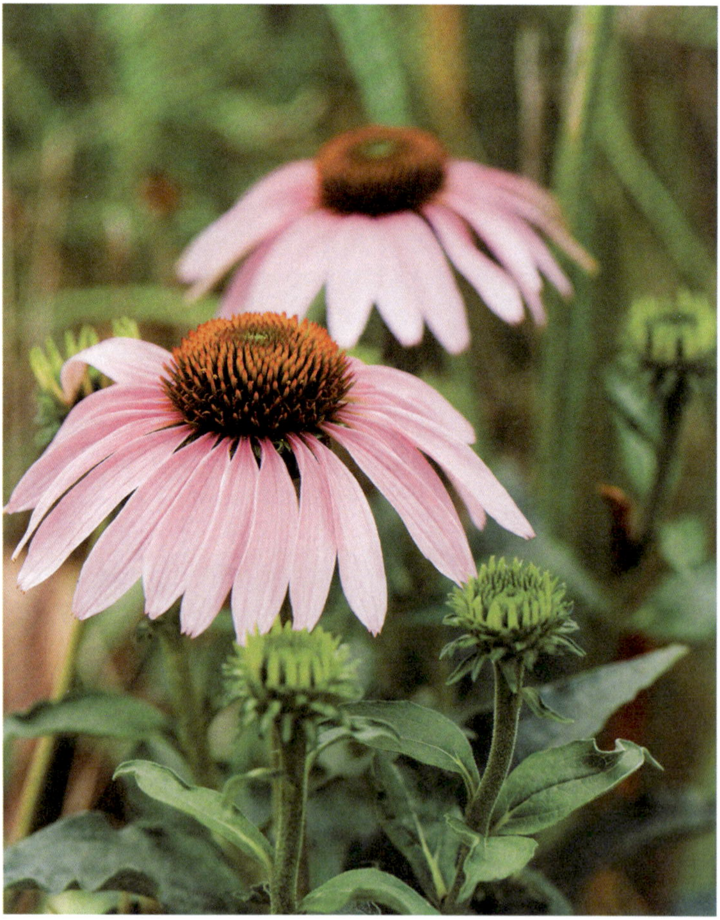

Bewährte Asthmatees, die überdies gut schmecken

Trinken ist für Asthmakranke sehr wichtig. Die Schleimhäute der Atemwege werden dadurch schön feucht gehalten. Ich merke spätestens, wenn der Husten trocken und schmerzhaft wird, dass ich zu wenig getrunken habe. Morgens nach dem Frühstück koche ich mir eine Kanne Tee und versuche, diese bis zum Mittagessen leer zu haben. Ich gebe zu, dass mir das nicht immer gelingt, aber doch meistens.

!

Wie wichtig trinken ist wird oft unterschätzt!

Einige Teemischungen haben sich als hilfreich gegen die verschiedenen Symptome von Asthma erwiesen, z. B. Tees aus Holunder, Spitzwegerich, Fenchel, Thymian oder Huflattich. In diesem Kapitel erhalten Sie eine Übersicht über Teemischungen gegen die häufigsten Symptome.

Ich habe hier einige wirklich leckere Teerezepte aufgeführt, sodass keine Langeweile oder Übersättigung aufkommt. Sie können sich aber jeden Tee nach Ihrem Geschmack zusammenstellen. Auch gibt es köstliche Teemischungen fertig zu kaufen. Ob Sie Kräutertee, grünen Tee, Schwarztee oder Rooibostee bevorzugen, ist dabei nicht so wichtig. Gesund sind diese Tees in jedem Fall. Im Sommer trinke ich auch gerne kalten Früchte- bzw. Kräutertee oder Fruchtsaftschorle (ein Teil Saft, drei Teile Wasser). In einer schönen Karaffe oder Flasche immer griffbereit, macht das Trinken sogar noch Spaß. Oft sind es nur Kleinigkeiten, die aber eine große und hilfreiche Wirkung haben.

„Spüre Deinen Atem"

Zuerst einmal möchte ich Ihnen meinen Lieblingstee vorstellen. Er nennt sich „Spüre Deinen Atem" und besteht aus folgenden Zutaten: Süßholzwurzel, Pfefferminze, Ingwerwurzel, Cassia-Zimt, Piment, Petersilie, Fenchel, Nelken und Basilikum. Alles hervorragende natürliche Heilpflanzen bei Atemwegserkrankungen. Ich trinke diesen Tee auch vorbeugend, besonders aber bei beginnenden Infekten und schlechten Wetterbedingungen.

!

Hier können Sie diesen Tee beziehen:
www.intertee.de
info@intertee.de
Tel. 040 534240

So bereiten Sie die Tees richtig zu
Die verschiedenen Tees werden alle folgendermaßen aufgebrüht: Pro Tasse einen Teelöffel der Teemischung mit kochendem Wasser übergießen und zugedeckt 10 Minuten ziehen lassen. Absieben und schluckweise trinken. Falls eine andere Zubereitungsmethode notwendig ist, beschreibe ich sie ausdrücklich.
Lassen Sie alle Tees in der Apotheke mischen.

Fünf bewährte Asthmatees

Nr. 1
50 g Johanniskraut
50 g Gänsefingerkraut (Fingerkraut, Gänserich)
30 g Orangenblüten
20 g Lavendelblüten
Täglich morgens eine und abends zwei Tassen trinken.

Nr. 2
20 g Spitzwegerichblätter
50 g Huflattichblätter
5 g Königskerzenblätter
5 g Eibischwurzeln
5 g Veilchen und Veilchenblätter
5 g Anis
Diesen Tee bitte nur 5 Minuten ziehen lassen.

Nr. 3
50 g Huflattich
50 g Lungenkraut
50 g Spitzwegerich
50 g Königskerzenblüten

Nr. 4
60 g Huflattich
40 g Veilchen
60 g Gänsefingerkraut
60 g Königskerzenblüten

Nr. 5
40 g Andorn
30 g Bibernellwurzel
50 g Lungenkraut
5 g Sonnentau
30 g Kamille
Dieser Tee wird mit einem Liter Wasser gebrüht und über den Tag verteilt getrunken. Er beugt grippalen Infekten und Erkältungen vor.

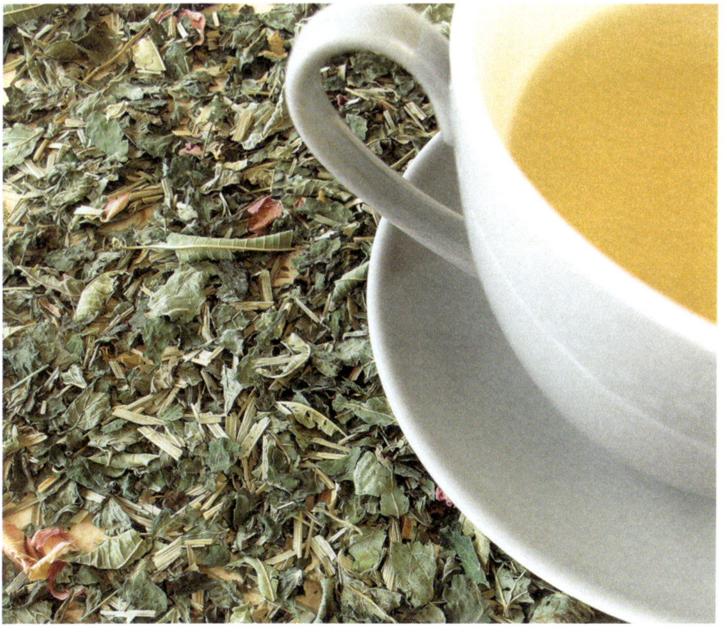

Die Teemischung in der Kanne oder Tasse mit kochendem Wasser aufgießen.

Tees zur Stärkung der Abwehrkräfte

Scharfer Ingwertee

Ingwerwurzeltee wirkt wärmend. Er ist ideal bei beginnenden Infekten und beugt diesen auch vor. Sie brauchen dazu:
5–8 Scheiben frischer Ingwer
5 zerdrückte schwarze Pfefferkörner
Ingwer und Pfeffer in ½ Liter Wasser so lange aufkochen, bis das Wasser zur Hälfte verdampft ist. In eine Tasse absieben und nach ein paar Minuten mit Honig süßen. Den Honig keinesfalls mitkochen.

> !
>
> Ein Rezept für alle, die Schärfe bevorzugen!

Bitte beachten Sie: Dieser Tee ist wirklich sehr scharf und sollte nur mit Honig gesüßt getrunken werden. Keine Milch in diesen Tee geben und nicht mehr als drei Tassen pro Tag trinken. Er kann sonst den Magen zu sehr reizen.

Hagebuttentee

Der rote Früchtetee stärkt die Abwehrkräfte, beugt Erkältungskrankheiten vor und hat eine heilende Wirkung bei Fieber und Schnupfen.

Überbrühen Sie einen gehäuften Teelöffel klein geschnittene Hagebutten mit ¼ Liter heißem (nicht kochendem) Wasser und sieben Sie den Tee nach ca. 15 Minuten ab. Wenn Sie erkältet sind, können Sie einen Teelöffel Honig hinzufügen. Dreimal täglich eine Tasse frisch zubereiteten Tee trinken.

> !
>
> Bei einer beginnenden Erkältung einen Teelöffel getrocknete Lindenblüten hinzufügen.

Tees, die den Husten lösen

Die Reizschwelle der Hustenrezeptoren lässt sich durch Tees aus schleimhaltigen Pflanzen wie Eibisch, Huflattich, Malve, Primel, Spitzwegerich oder Seifenkraut herabsetzen.

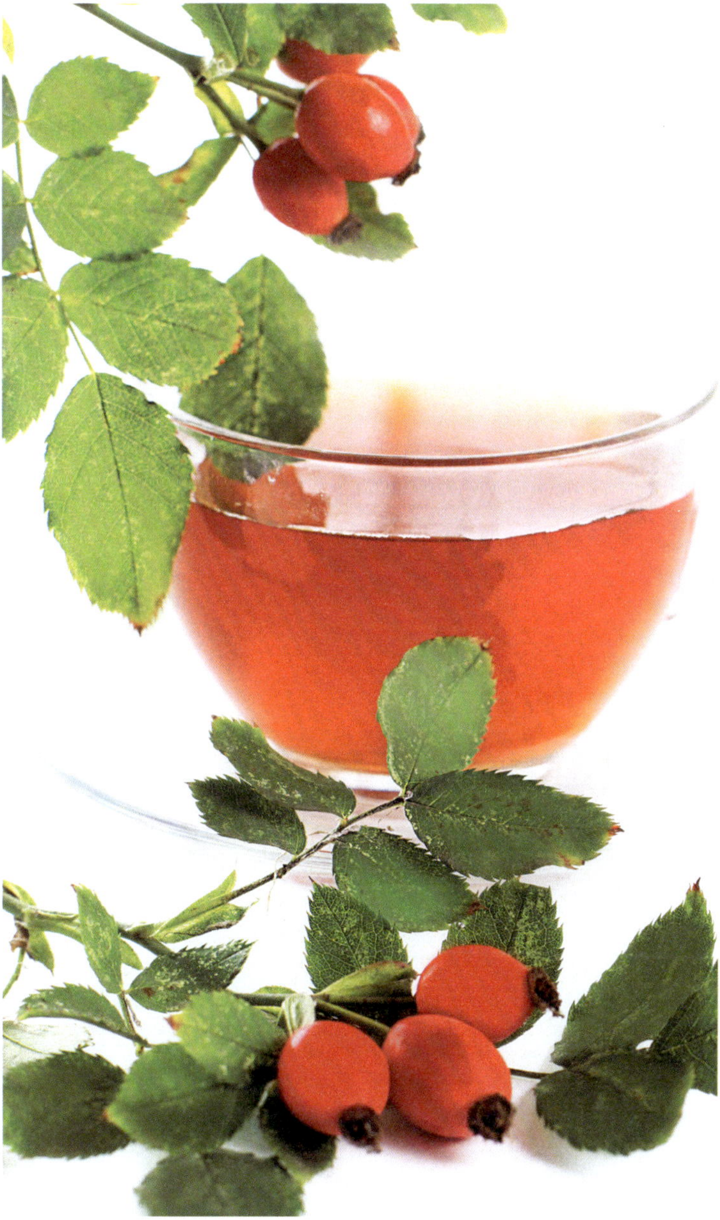

Hagebuttentee hat eine heilende Wirkung bei Fieber und Schnupfen.

!

Diese Teemischung sollten Sie immer parat haben.

Gegen jede Art von Husten

20 g Primelwurzel
25 g Huflattichblätter
25 g Eibischwurzel
25 g Anisfrüchte

4 Teelöffel der Mischung mit ca. ½ Liter Wasser übergießen, 20 Minuten ziehen lassen und absieben. Mehrmals täglich ein bis zwei Tassen trinken. Wenn Sie nachts stark husten, stellen Sie sich eine Thermoskanne mit diesem Tee ans Bett.

Gegen Reizhusten

30 g Fenchel
30 g Thymian

Bei trockenem Husten und Husten mit zähem Schleim

20 g Königskerzenblüten
20 g Spitzwegerich
20 g Malvenblüten
40 g Eibischwurzel

2 Teelöffel der Mischung mit 150 Milliliter kaltem Wasser ansetzen und 2 bis 3 Stunden quellen lassen. Anschließend absieben und erhitzen. Drei- bis viermal täglich eine Tasse heiß trinken.

Tees gegen grippale Infekte und Fieber

!

Dieser Tee hilft mir bei einer Lungenentzündung besonders gut.

Bei einer Lungenentzündung

10 g Ackerschachtelhalm
10 g Birkenblätter
10 g Schafgarbe
10 g Brennnessel
10 g Lungenkraut
10 g Mohnblütenblätter
10 g Primelblätter
10 g Stiefmütterchenblätter

¼ Liter Wasser mit einem Esslöffel der Kräutermischung zum Kochen bringen. Kurz aufwallen lassen und von der Platte nehmen. Zugedeckt 15 Minuten ziehen lassen und schluckweise möglichst ungesüßt vor den Mahlzeiten trinken.

Gegen Entzündungen im Mund- und Rachenraum
Ein Tee aus Brombeerblättern oder Salbei wirkt entzündungshemmend und hilft bei Entzündungen der Mund- und Rachenschleimhäute. Eine Mischung aus je einem Teelöffel Brombeerblätter und Salbei mit einer Tasse kochendem Wasser übergießen, 10 Minuten abgedeckt ziehen lassen und möglichst heiß trinken. Nicht gleich runterschlucken, sondern den Tee ein wenig im Mund lassen.

!

Lassen Sie den Tee eine Weile im Mund, dann kann er seine Wirkung besser entfalten.

Schweißtreibender Lindenblütentee gegen Fieber
2 Teelöffel Lindenblüten mit ¼ Liter kochendem Wasser übergießen und 10 Minuten abgedeckt gut ziehen lassen, dann absieben und schluckweise heiß trinken.

!

Lindenblütentee bringt Sie tüchtig ins Schwitzen.

Weitere Anti-Grippe-Tees

- Kamillentee wirkt desinfizierend und krampflösend – auch bei Nebenhöhlenentzündungen.
- Tee aus Mädesüß treibt den Schweiß und hilft bei Fieber.
- Tee aus Weidenrinde bekämpft fieberhafte Erkältungen und damit einhergehende Kopfschmerzen.

Alle diese Tees helfen Ihnen, die Selbstheilungskräfte zu mobilisieren, und können die Beschwerden auf natürliche Weise lindern. Je nach Geschmack können Sie die Tees mit Honig süßen oder auch etwas Zitrone hinzufügen. Natürlich können Sie auch auf fertige Gesundheitsteemischungen zurückgreifen. Ich mische mir meine Tees allerdings lieber selber, da ich dann sicher sein kann, dass auch wirklich das drin ist, was ich möchte.

!

Ich schwöre auf selbst gemischte Tees.

Es macht nicht viel Arbeit und ich glaube auch, dass die Wirkung besser ist.

Schwitzen mit Holunder- und Sanddornsaft
Sehr wirkungsvoll, um einen Infekt „auszuschwitzen“, sind neben den genannten Tees auch Holunder- oder Sanddornsaft (Reformhaus, Bioladen oder selbst zubereitet), denn die Beeren sind sehr reich an Vitamin C, B-Vitaminen und Betacarotin. Außerdem enthalten sie viele Mineralstoffe.

Holundersaft oder Sanddornsaft im Verhältnis 2 Teile Saft, 1 Teil Wasser erhitzen (nicht kochen) und so heiß wie möglich trinken. Der warme Saft bringt Sie zum Schwitzen und durchfeuchtet Ihre unterkühlten Schleimhäute. Je nach Geschmack können Sie die Säfte noch mit Honig süßen.

Antibiotika und die Alternativen aus der Natur

!

Bei schweren Infektionen stoßen Antibiotika aus der Natur an ihre Grenzen. Hier helfen nur die künstlichen.

Antibiotika sollten immer die letzte Rettung und nicht die erste Wahl sein. Tatsächlich sind sie bei leichteren Infekten häufig unnötig, denn schließlich gibt es auch pflanzliche bzw. natürliche Antibiotika: Propolis, Knoblauch, Kamille oder Thymian können die Erreger in vielen Fällen genauso gut bekämpfen, und zwar ganz ohne die gefürchteten Nebenwirkungen.

Natürliche Antibiotika – ein Geschenk der Natur

Professor Dr. Uwe Frank vom Institut für Umweltmedizin und Krankenhaushygiene am Uniklinikum Freiburg spricht von einer „Geheimwaffe im Überlebenskampf der Natur“. Natürliche Antibiotika werden zumeist aus Pflanzen gewonnen, die sich in erster Linie selbst mit diesen Stoffen wirkungsvoll gegen schädliche Keime verteidigen. Zu diesen Wunderwaffen zählen Kamille, Kapuzinerkresse, Salbei, Meerrettich, Knoblauch und Thymian. Im Gegensatz zu künstlichen Antibiotika wirken die natürlichen Professor Frank zufolge aber nicht nur gegen Bakterien, sondern häufig auch gegen Pilze und Viren. „Außerdem fördern die Heilpflanzen die Wundheilung, regen die Bildung von neuem Gewebe an und entgiften das Bindegewebe", so Uwe Frank. Allerdings sind Antibiotika aus der Natur nur zur Behandlung von leichten und mittelschweren Infektionen zu empfehlen.

Antibiotisch wirksame Stoffe beinhalten alle Kreuzblütler (etwa viele Kohlarten wie Meerrettich, Rosenkohl, Weißkohl, Rotkohl und Kohlrabi). Meerrettich und fast alle Liliengewächse wie Knoblauch und Zwiebeln haben darüber hinaus auch noch eine viren- und pilzhemmende Wirkung. Dies ist auf die Schwefelverbindungen und die ätherischen Öle der Pflanzen zurückzuführen.

Natürliche Antibiotika sind auch als Tabletten, Tropfen, Gele oder Cremes erhältlich. Fragen Sie Ihren Arzt oder Apotheker. Ich bevorzuge allerdings die natürliche Variante vom Markt oder aus dem Garten.

!

Natürliche Antibiotika gibt es auch als fertige Präparate in der Apotheke.

Die Wirksamkeit pflanzlicher Antibiotika ist übrigens wissenschaftlich belegt. So kommt eine Studie, an der 858 Kinder und Jugendliche im Alter von 4 bis 18 Jahren mit akuter Bronchitis oder akuter Blasenentzündung teilgenommen haben, zu dem Ergebnis, dass die pflanzlichen Senfölpräparate ebenso wirksam sind wie klassische Antibiotika. Zudem ergab die Untersuchung, dass diese Präparate besser verträglich sind und weniger Nebenwirkungen auftreten als bei herkömmlichen Antibiotika. Daher plädieren immer mehr Experten wie Professor Uwe Frank dafür, chemische Antibiotika gezielter einzusetzen und vor allem bei unkomplizierten viralen und bakteriellen Infektionen auf pflanzliche Arzneimittel auszuweichen.

!

Es muss nicht immer die chemische Keule sein. Bei vielen umkomplizierten Infekten helfen Antibiotika aus der Natur.

Hier möchte ich Ihnen nun die einzelnen Naturheilmittel mit antibiotischen Eigenschaften vorstellen.

Kamille

!

Ein Kamillentee am Abend fördert auch den Schlaf.

Kamille ist eine der bei uns bekanntesten Heilpflanzen. Neben ihren antibakteriellen Eigenschaften besitzt sie auch entzündungshemmende, krampflösende, austrocknende, beruhigende, blutreinigende und schmerzlindernde Wirkungen. Überdies blockiert der Wirkstoff Chamazulen entzündungsfördernde Stoffe. Somit ist die Kamille sehr vielseitig anzuwenden, unter anderem eben bei Erkrankungen der Atemwege und Asthma.

Kapland-Pelargonie

Die Kapland-Pelargonie ist bei uns am bekanntesten als Umckaloabo®. Pelargonienwurzelextrakt soll gegen Viren und Bakterien sowie schleimlösend wirken und das Immunsystem stärken. In Südafrika wird sie traditionell bei Atemwegsinfekten eingesetzt. Auch ich habe damit schon sehr oft gute Erfahrungen gemacht.

Bitte beachten Sie: Wenn Sie blutverdünnende Medikamente einnehmen müssen, ist die Kapland-Pelargonie für Sie tabu. Die

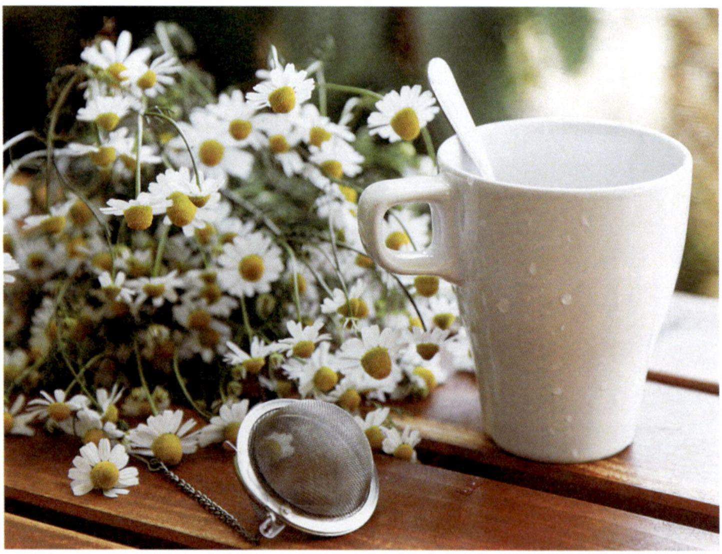

Kamille wirkt auch bei Erkrankungen der Atemwege und Asthma.

enthaltenen Cumarine können die Blutungsneigung erhöhen. Ebenfalls verzichten sollten Sie, wenn Sie an einer Leber- oder Nierenkrankheit leiden.

Knoblauch

Rote Zwiebeln und Knoblauch enthalten viele Schwefelverbindungen und antioxidativ wirkende Pflanzeninhaltsstoffe wie Quercetin. Die Schwefelverbindungen sind für die Bildung des Wirkstoffs Allizin verantwortlich. Dessen antibiotische Wirkung ist fast so stark wie die von Penizillin. Quercetin hat offenbar die Eigenschaft, Entzündungshormone zu hemmen, die mit Asthma und anderen entzündlichen Leiden in Verbindung gebracht werden. Auch wegen seiner gefäßerweiternden Wirkung ist Knoblauch für Asthmatiker gut geeignet.

Knoblauchsud 450 Gramm geschälten Knoblauch und 225 Gramm Kandiszucker mit etwas Wasser so weit aufkochen lassen, dass sich daraus eine dickflüssige Masse ergibt. Nehmen Sie zweimal täglich einen Teelöffel davon ein. Schon nach kurzer Zeit verspüren Sie eine deutliche Linderung Ihrer Atemwegsbeschwerden.

!

Knoblauchsud lindert Atemwegsbeschwerden schnell und effektiv.

Propolis

Propolis ist eine von Bienen hergestellte harzartige Masse. Sie wird auch Bienenharz, Bienenleim, Kittharz oder Kittwachs genannt. Es handelt sich um ein Gemisch aus vielen unterschiedlichen Stoffen, deren Zusammensetzung stark variieren kann.

Da die Bienen in ihrem Stock auf engstem Raum bei etwa 35 °C und hoher Luftfeuchtigkeit zusammenleben, herrschen dort ideale Bedingungen für die Ausbreitung von Krankheiten. Deshalb dient Propolis den Bienen nicht nur zum Abdichten von kleinen Öffnungen und Ritzen, sondern auch dazu, in den Stock eingeschleppte Bakterien, Pilze und andere Mikroorganismen in ihrer Entwicklung zu hemmen oder abzutöten.

!

Propolis-Lutschbonbons schmecken gut und entfalten schon direkt im Rachen eine lindernde Wirkung.

Diese Eigenschaft des Naturprodukts können wir uns auch im Kampf gegen Krankheitserreger wie Bakterien, Viren und Pilze zunutze machen. Durch die Verwendung von Propolis werden die Keime nicht nur direkt bekämpft, wie das ein Antibiotikum tut, sondern darüber hinaus wird auch unser Abwehrsystem angeregt, seine Aufgaben noch besser zu bewältigen. Und als wäre das noch nicht genug, wirkt Propolis obendrein schmerzlindernd und entzündungshemmend und fördert die Wundheilung.

Sie können Propolis auf vielseitige Weise anwenden, äußerlich etwa als Salbe oder Mundwasser oder innerlich als Tinktur, Pulver, Granulat oder Kapseln. Da Propolis einen sehr intensiven Geschmack hat, kann man die Tinktur mit Honig mischen, auf Zucker tropfen oder mit Tee oder Milch verdünnen.

!

Teebaumöl sollten Sie nicht innerlich verwenden, da die enthaltenen Terpene in hoher Dosierung giftig sind.

Teebaumöl

Teebaumöl wirkt antibiotisch, entzündungshemmend und wundheilend. Zudem zeigt es eine stark pilzabtötende Wirkung. Es gibt auch Hinweise auf eine gute Wirkung bei Erkältungskrankheiten. Mit Mundspülungen bei Entzündung des Zahnfleischs oder Gurgeln bei Halsentzündung haben viele beste Erfahrungen gemacht.

Mundwasser Für ein Mund- oder Gurgelwasser lösen Sie 3 bis 5 Tropfen in einem Glas mit lauwarmem Wasser auf.

!

Informationen über Thymiantee und -inhalation siehe Seite 50.

Thymian

Der Thymian ist nicht nur eine interessante Gewürzpflanze, sondern auch eine wichtige Heilpflanze bei Husten und hilfreich zur Desinfektion. Sie wirkt in erster Linie antibakteriell, desinfizierend, beruhigend, blutstillend, entzündungshemmend, krampflösend, pilztötend und schleimlösend. Thymian ist deshalb besonders zum Einsatz bei allen Lungenerkrankungen wie Asthma, Atemwegsentzündungen, Bronchitis und Husten geeignet. Er fördert den Hustenauswurf und wirkt Hustenkrämpfen entgegen.

Wenn Sie doch mal klassische Antibiotika brauchen

So hilfreich die natürlichen Antibiotika sind, so deutlich muss ich auch sagen, dass es Krankheiten und Situationen gibt, bei denen sie nicht zur Behandlung ausreichen. In diesen Fällen sollten Sie unbedingt zum Arzt gehen, der Ihnen vermutlich ein Antibiotikum verordnen wird.

!

Falls Sie unsicher sind, konsultieren Sie immer einen Arzt!

Diese Erkrankungen sollten mit Antibiotika behandelt werden

- Bakterielle Infektionen aller Art
- Lungenentzündung
- Harnröhren- und Blasenentzündung
- Aktinomykose (bakteriell bedingte Entzündung, die einer Pilzinfektion ähnelt)
- Mandelentzündung
- Scharlach
- Eitrige Mittelohrentzündung
- Bakterielle Scheideninfektion
- Bestimmte Darminfektionen
- Wundinfektionen
- Mischinfektionen im Hals-Nasen-Ohren-Bereich, der Lunge oder im Bauchraum

Bluttest vor Antibiotikagabe

Falls Sie an einer Infektion der unteren Atemwege leiden, kann es eventuell sinnvoll sein, vor der Verordnung von Antibiotika einen bestimmten Bluttest machen zu lassen. Der Test auf den Biomarker Procalcitonin (sogenannter PCT-Test) wird in Krankenhäusern schon seit einigen Jahren routinemäßig bei der Infektionsdiagnose eingesetzt. Auch Ihr Arzt kann ihn zur Diagnose bakterieller Atemwegsinfekte durchführen. Mit diesem Vorab-Test brauchen Patienten mit einer akuten Atemwegsinfektion deutlich weniger Antibiotika. Darauf machen die Lungenärzte der Deutschen Gesellschaft für Pneumologie und Beatmungsmedizin (DGP) in Werne aufmerksam.

!

Der PCT-Test reduziert den Einsatz von Antibiotika um 42 Prozent.

„Mit dem PCT-Test lassen sich bakterielle Infekte der unteren Atemwege schneller und zuverlässiger als bisher identifizieren und gezielter behandeln", erläutert Professor Tobias Welte, Direktor der Abteilung Pneumologie an der Medizinischen Hochschule Hannover. „Patienten mit einer viralen Infektion kann so eine unnötige Antibiotikatherapie erspart bleiben. Schließlich sind Antibiotika nur gegen Bakterien wirksam, nicht aber gegen Viren. Leider werden bei Atemwegsinfektionen nach wie vor die meisten Antibiotika verschrieben, obwohl diese überwiegend durch Viren hervorgerufen werden. Diese Praxis erhöht allerdings auch die Gefahr, dass Bakterien die für Patienten so gefährlichen Antibiotika-Resistenzen entwickeln."

In vielen Fällen wird der Test von den Krankenkassen erstattet. Die Entscheidung darüber, wie er Ihre Infektion nach dem Test behandeln wird, liegt allerdings beim Arzt.

!

Reserveantibiotika sollten nur bei besonders schweren Infekten zum Einsatz kommen.

Das sollten Sie vor und bei der Einnahme von Antibiotika beachten

- Sagen Sie Ihrem Arzt, wenn Sie früher schon einmal Antibiotika in höherer Dosis eingenommen haben und wie Sie sie vertragen haben.
- Fragen Sie Ihren Arzt nach Basispenizillin und vermeiden Sie die Einnahme von sogenannten Reserveantibiotika.
- Lassen Sie sich bei Bagatellerkrankungen mögliche Alternativen erklären.
- Wenn Sie wirklich Antibiotika einnehmen müssen, nehmen Sie sie, wie von Ihrem Arzt verordnet, zu Ende – auch wenn Sie sich schon wieder fit fühlen.
- Behandeln Sie sich niemals selbst mit übrig gebliebenen Antibiotika!
- Nehmen Sie Antibiotika nicht zusammen mit Milch, Kefir oder Joghurt ein, sondern mit Wasser. Warten Sie danach mindestens 2 Stunden, bevor Sie Milchprodukte verzehren.

So vertragen Sie Antibiotika besser

- Sagen Sie Ihrem Arzt oder Apotheker, welche Medikamente Sie sonst noch einnehmen. So kann überprüft werden, ob sich diese mit dem Antibiotikum vertragen.
- Nehmen Sie Antibiotika wenn möglich auf nüchternen Magen ein, denn Essen im Magen kann die Aufnahme der Wirkstoffe hemmen oder verzögern.
- Nehmen Sie die Tabletten mit reichlich Leitungswasser ein. Milch und Mineralwasser sind nicht zu empfehlen, denn das darin enthaltene Kalzium kann die Antibiotika unwirksam machen. Grapefruitsaft führt unter Umständen zu starken Durchfällen. Koffeinhaltige Getränke können Herzrasen, Kopfweh und Schwindelgefühle nach sich ziehen, da Antibiotika die Wirkung des Koffeins verstärken können.
- Wenn Sie mit der Pille verhüten, sollten Sie während der Einnahme der Antibiotika zur Sicherheit noch Kondome verwenden. Die Tabletten können die Wirksamkeit der Pille herabsetzen.
- Da Antibiotika die Haut lichtempfindlicher machen, verzichten Sie in diesen Tagen auf Sonnenbäder und den Besuch von Solarien.
- Besondere Aufmerksamkeit braucht Ihre Darmflora. Denn die nützlichen Darmbakterien werden von Antibiotika in Mitleidenschaft gezogen. Verzichten Sie in dieser Zeit ausnahmsweise auf alles, was die Verdauung anregt. Essen Sie mehr Joghurt und Kefir (aber nie Antibiotika und Milchprodukte zusammen einnehmen), damit sich die Darmflora wieder aufbauen kann. Und bringen Sie Ihren Darm mit einer Darmsanierung wieder ins Gleichgewicht. Eine ausführliche Anleitung zum Aufbau einer gesunden Darmflora finden Sie auf Seite 99. So werden Sie sich bald wieder besser fühlen und sind für die nächste Erkrankung besser gewappnet.

!

Die Verträglichkeit von Antibiotika können Sie verbessern.

Das A und O: die richtige Atmung

Nach einem Asthmaanfall habe ich ein Gedicht geschrieben, um anderen klarzumachen, wie sich ein Asthmatiker fühlt.

Atemlos

Die Welt wird klein, scheint stillzustehen,
alles ist langsam, du kannst jede Sekunde sehen.
Dein Körper wird hart, es regt sich kein Hauch,
deine Augen weiten sich, die Haut ist ganz grau.

Ganz eng wird der Raum, starr schaust du dich um,
Panik ergreift dich, es entsteht fast ein Vakuum.
Mit riesiger Hand und stahlhartem Griff
hält dich die Angst fest und du wehrst dich nicht.

Dennoch rasen Gedanken durch deinen Kopf,
woher kommt Erlösung, Rettung und Hilfe, sofort?
Ein Stoß aus dem Aerosol im letzten Moment,
oder der Stich einer Nadel, die im Körper brennt?

Dann deckt die Dunkelheit dich nachsichtig zu,
alles wird leicht und gerettet bist du.
Was bringt der Morgen, wird es je wieder licht?
Aber eigentlich – interessiert es dich nicht.

Du atmest ganz flach, spürst den Schlauch in der Nase kaum,
du schließt die Augen, versuchst deinem Atem zu trau'n.
Müde fragst du dich, war dies heute das letzte Mal?
Nein, es geht weiter und keiner kennt die Zahl.

Dass Sie mit der richtigen Atemtechnik großen Einfluss auf Ihr Asthma nehmen können, liegt auf der Hand. Mehr noch, im Notfall können Sie damit Ihr eigenes Leben retten. Als Einstieg in dieses Kapitel möchte ich Ihnen ein persönliches Erlebnis mit einem schlimmen Asthmaanfall schildern. Vielleicht haben Sie selbst ja auch schon eine ähnliche Situation erlebt.

!

Atemübungen können Ihr Leben retten.

Ich fuhr mit der U-Bahn, die Luft in dem Wagen war sehr schlecht und das Wetter herbstlich neblig. Also wirklich nicht lungenfreundlich. Als ich merkte, dass meine Atemwege immer enger wurden, nahm ich mein Bedarfsspray. Leider war es dafür aber schon zu spät und ich geriet in Panik. Dann fielen mir glücklicherweise die Atemübungen ein und ich versuchte, lange mit der Lippenbremse aus- und nur kurz durch die Nase einzuatmen. Langsam wurde ich ruhiger und die U-Bahn hielt (nach einer gefühlten

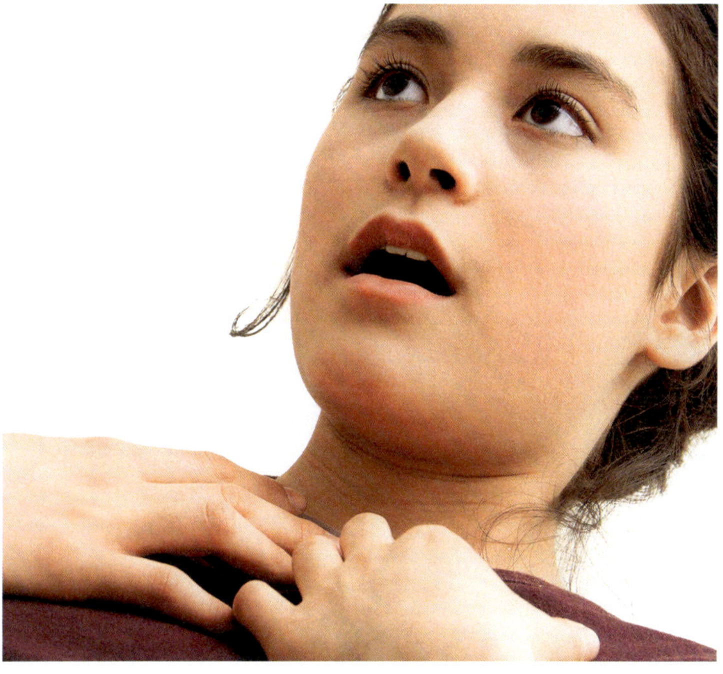

Bei einem akuten Asthmaanfall ist Ihre Atemtechnik von großer Bedeutung.

Ewigkeit) an. Was mich empfing, war aber nicht sauerstoffreiche Luft, sondern eine Menschenmenge, die mich Richtung einer endlos erscheinenden Rolltreppe schob. Erst oben angekommen konnte ich endlich halbwegs normal atmen. Ich stellte mich an eine ruhige Hauswand und machte in Torwartstellung meine Atemübungen, bis ich das Gefühl hatte: Jetzt fließt der Atem auch allmählich wieder aus mir raus. Dann holte ich noch einmal mein Bedarfsspray raus und nahm zwei Hübe. Es wirkte langsam und ich konnte mit einem Taxi zum Arzt fahren. Dort bekam ich eine Kortisoninfusion, die sofortige Wirkung zeigte.

Seit diesem Erlebnis trainiere ich mehrmals täglich die Atemübungen, um sie gleich anwenden zu können, wenn ich Probleme mit der Atmung bekomme. Atemtechnik ist sehr wichtig, denn im Notfall sind Sie bis zum Eintreffen des Arztes Ihr Ersthelfer!

Interessante Zahlen zum Thema Atmung

- Jede Minute holt ein erwachsener Mensch zwölf- bis 18-mal Luft, Kinder zwei- bis dreimal so oft.
- Pro Atemzug atmen wir einen halben Liter Luft ein und aus, das sind 6 bis 9 Liter Luft pro Minute und rund 10.000 Liter pro Tag.
- Im Alter zwischen 20 und 30 Jahren haben wir durchschnittlich ein Lungenvolumen von 3 bis 6 Litern. Bis zum 60. Lebensjahr reduziert es sich bis auf die Hälfte.
- Der Mensch besitzt über 300 Millionen Lungenbläschen (Alveolen). Deren Oberfläche entspricht ausgebreitet der Größe eines Fußballfeldes.
- Im Laufe seines Lebens verbraucht ein gesunder Mensch bis zu 20 Millionen Liter Sauerstoff (1 Liter Sauerstoff = 28 Liter Luft).
- Die Fläche der Schleimhäute in Nase und Nasennebenhöhlen beträgt fast einen halben Quadratmeter, in den Verzweigungen der Luftröhre und Bronchien etwa 5 Quadratmeter.

Die Atemschulung

Um sich bei einem akuten Asthmaanfall selbst helfen zu können, aber auch, um dauerhaft eine Verbesserung Ihrer Atmung zu erzielen, ist eine Atemschulung für Sie überaus wichtig. Lassen Sie sich von Ihrem Lungenfacharzt eine Atemschulung bei einem speziell dafür ausgebildeten Physiotherapeuten verordnen. Im Rahmen dieser Atemschulung oder Atemtherapie lernen Sie spezielle Atemtechniken, die darauf abzielen, durch konzentriertes Ein- und Ausatmen zu Entspannung und Ruhe zu finden, damit Sie besser ein- und vor allem ausatmen können. Außerdem zeigt Ihnen der Physiotherapeut atemerleichternde Techniken und Haltungen sowie Selbsthilfemaßnahmen im Ruhezustand, aber auch unter körperlicher Belastung. Er übt sie mit Ihnen ein und nimmt Korrekturen vor, damit Sie sie auch richtig ausführen.

!

Lassen Sie sich die Atemschulung von Ihrem Lungenarzt verordnen.

Wichtig ist dabei, auch alltägliche Belastungssituationen in den Therapieplan einzubauen, etwa ein Geh- und Treppensteig-Training, welches stark beeinträchtigten Patienten zu mehr Mobilität verhilft. Auch das richtige Inhalieren sowie das effektive Abhusten von Schleim mithilfe von pfeifen- oder schlauchartigen medizinischen Hilfsmitteln wie Flutter oder Cornet (Bronchialtoilette, siehe Seite 79) kann im Rahmen einer Atemschulung erlernt werden.

Atemerleichternde Haltungen und Techniken für den Notfall

Die verschiedenen Atemtechniken und atemerleichternde Haltungen sind wirklich lebenswichtig und auch lebensrettend. Sie sollten diese Haltungen und Übungen immer wieder trainieren, damit Sie sie im Notfall gleich anwenden können. Bei einer Atemnot-Attacke sind Sie auf sich allein gestellt, bis ein Arzt eintrifft. Kein Außenstehender kann Ihre Atmung übernehmen. Mit der richtigen Atemtechnik können Sie sich aber Erleichterung verschaffen und dafür sorgen, dass die Verkrampfung nicht zunimmt.

!

Häufiges und regelmäßiges Üben erleichtert das Umsetzen im Notfall und verbessert die Lebensqualität deutlich.

Haltungen, die die Atmung erleichtern

Kutschersitz

Setzen Sie sich leicht breitbeinig auf den vorderen Teil eines Stuhls, Hockers oder einer Bank. Beugen Sie den Oberkörper nach vorn, die Unterarme stützen sich auf die Oberschenkel knapp oberhalb der Knie. Diese Haltung entlastet den Brustkorb.

Modifizierter Kutschersitz

Beugen Sie den Oberkörper nach vorn, ein Unterarm stützt sich auf dem Knie ab, die andere Seite wird mit der Hand auf dem Knie gestützt.

Torwartstellung

Hier wird der Körper im Stehen nach vorne gebeugt und durch die Hände auf den Knien gestützt. Sie können sich auch auf einem Tisch, der Fensterbank oder einer Stuhllehne abstützen.

Stehen in Schrittstellung oder Wandstellung

Stützen Sie sich mit den Händen oder Unterarmen an einer Wand, einem Türrahmen, Schrank, Baum oder Ähnlichem auf Augenhöhe ab. Der Oberkörper ist leicht nach vorne gebeugt.

Der Paschasitz

Setzen Sie sich bequem und mit ausgestreckten Beinen auf einen gemütlichen Sessel und lehnen Sie sich entspannt zurück. Die Arme sollten auf Schulterhöhe liegen (mit Kissen die Armlehnen erhöhen), damit sich der Bauch frei wölben und senken kann.

Der Atemreizgriff

Der Atemreizgriff entspannt bei Atemnot und erleichtert die Atmung. Ergreifen Sie dazu die seitliche Bauchhaut unterhalb der Rippenbogen und ziehen Sie sie beim ruhigen Einatmen etwas vom Körper weg. Beim Ausatmen wieder loslassen.

Wichtige Atemtechniken

Das Einatmen ist ein aktiver Vorgang. Atemmuskeln dehnen den Brustkorb und – am wichtigsten – das Zwerchfell und weiten den Brustraum nach unten in den Bauch. Die Lunge füllt sich mit Luft. Beim Ausatmen entspannen sich die Muskeln wieder, der Brustkorb wird enger und die Luft wird aus der Lunge gepresst.

> **!** Die tiefe Bauchatmung ist am gesündesten.

Eine flache Brustatmung ist schlecht für die Sauerstoffversorgung des Körpers, denn gerade im unteren Bereich ist die Lunge gut durchblutet und kann dort besonders viel Sauerstoff aufnehmen. Gesünder ist deshalb die tiefe Bauchatmung. Sie ist sehr effektiv, weil der Körper dabei viel Luft in die Lungen zieht und sich mit jeder Menge Sauerstoff versorgt.

Wie sehr sich unsere Atemwegsmuskulatur verengt, darauf haben wir nur wenig Einfluss. Die Bronchien sind von sogenannter glatter Muskulatur umgeben, die wir – ebenso wie die Muskulatur des Magens – kaum steuern können. Aber wir können das Zwerchfell (Diaphragma) steuern. Diesen Atemmuskel können wir bewusst verkrampfen bzw. an- oder entspannen. Hier setzen die Atemtherapeuten in ihrer Behandlung an. Denn je mehr wir das Zwerchfell verkrampfen, desto stärker empfinden wir Atemnot, auch wenn die Atemwege selbst relativ frei sind. Die Verkrampfung des Zwerchfells hängt unter anderem auch von unserer psychischen Verfassung ab. Deshalb ist es so wichtig, die entsprechenden hilfreichen Atemtechniken wie die Lippenbremse zu beherrschen und sofort einzusetzen.

> **!** Unseren Atemmuskel, das Zwerchfell, können wir bewusst steuern.

Am wichtigsten überhaupt: die Lippenbremse

Die „dosierte Lippenbremse“ vermeidet das Zusammenfallen der Bronchien bei der Ausatmung, außerdem strömt die Luft gleichmäßiger und vollständig aus. Die Technik ist gerade im Asthmaanfall als Unterstützung hilfreich. Dem erhöhten Druck im Brustkorb wird ein erhöhter Druck in den Atemwegen entgegengesetzt, indem gegen den Widerstand der Lippen ausgeatmet wird.

> !
>
> Sie müssen die Lippenbremse regelmäßig trainieren, um sie bei Atemnot fehlerfrei anwenden zu können.

Anleitung Atmen Sie durch die Nase ein und durch die locker aufeinanderliegenden Lippen langsam und lange aus (doppelt so lange ausatmen wie einatmen), so als ob Sie eine Tasse heißen Tee durch Blasen abkühlen wollten.

Die Atmung mit der Lippenbremse ist geeignet, um Sekret zu lösen, tiefe Lungenbezirke zu belüften und die Atemmuskulatur zu stärken. Das langsame und betonte Ausatmen erhöht den Druck in den Bronchien. Dadurch soll einer Verengung der Atemwege und einem Kollaps der instabilen Bronchien entgegengewirkt werden.

Ich übe diese Atemtechnik mehrmals täglich: wenn ich im Supermarkt an der Kasse warte, im Auto an der Ampel, beim Fernsehen, bei der Hausarbeit, beim Spaziergang, eigentlich immer und überall. So brauche ich im Notfall nicht lange zu überlegen, sondern atme automatisch mit der Lippenbremse. Probieren Sie es aus und spüren Sie den leichten Druck in der Lunge.

Bauchatmung

Sie kann im Sitzen, Stehen, Liegen und Gehen ausgeübt werden. Legen Sie dazu die Hände auf den Bauch. Beim Einatmen wölbt sich der Bauch gegen die Hände, beim Ausatmen sinkt der Bauch zurück. Führen Sie die Übung erst im Ruhezustand, dann auch bei Belastung durch.

> **Üben, üben, üben!**
>
> Atemtechniken wie die Bauchatmung und Lippenbremse können Sie überall üben. Ob Sie im Supermarkt in der Kassenschlange stehen oder im Auto oder Bus sitzen, beim Fernsehen, beim Kochen, am Schreibtisch oder wenn Sie ein Buch lesen. Es ist wichtig, dass Sie die Übungen in Ihren Alltag einbinden!

Atemtechniken und Übungen, die die Atmung langfristig verbessern

> **!** Diese Atemtechniken sollten Sie täglich üben.

Stimmhafte Atmung

Diese Atemtechnik können Sie auf „a“, „o“, „u“, „s“, und „m“ machen. Sie bewirkt eine Vibration im Lungenbereich. Dadurch kann Sekret besser gelöst und abgehustet werden, die Atemmuskulatur wird gelockert und die Ausatmung intensiviert.

Stimmlose Ausatmung

Die stimmlose Atmung kann auf „f“ und „sch“ erfolgen. Damit wird eine lange Ausatmung trainiert. Sie werden hören, wie lange Sie ausatmen können und wie viel frische, sauerstoffreiche Luft Sie danach aufnehmen können.

Dehnübungen für die Atemmuskulatur

Legen Sie sich gerade auf den Rücken, etwa morgens im Bett. Strecken Sie die Arme über den Kopf und schieben Sie das rechte Bein angewinkelt über das linke Bein zur Seite. So entsteht die **Rückendrehlage.** 2 bis 5 Minuten halten, dann die Seite wechseln. Atmen Sie dabei mit Lippenbremse.

Bei der **Halbmondlagerung** erreicht man ebenfalls eine Dehnung der Atemmuskulatur. Legen Sie sich auf den Rücken und platzieren Sie den rechten Arm über dem Kopf. Dann dehnen Sie Oberkörper und Beine möglichst weit nach links. 2 bis 5 Minuten halten und die Seite wechseln.

Diese Übungen sollten Sie regelmäßig ausführen

- Lippenbremse
- Bauchatmung
- Stimmhafte Atmung
- Stimmlose Atmung
- Dehnübungen für die Atemmuskulatur

Atemmuskeltraining

Das Atemmuskeltraining kann die Brustkorb- und Zwerchfellbeweglichkeit deutlich verbessern. Die Übungen kräftigen darüber hinaus die Bauch-, Rücken und Beckenmuskulatur. Wichtig ist auch hier, dass Sie Ihre Atemmuskeln regelmäßig und dauerhaft trainieren. Lassen Sie sich ein spezielles Atemmuskeltraining von einem geschulten Physiotherapeuten zeigen.

Singen

Eine der einfachsten und vielleicht auch lustigsten Atemübungen ist das Singen und Pfeifen. Da kann man zwei Dinge miteinander verbinden: Es macht fröhlich und gleichzeitig werden die Atemwege trainiert. Ich singe gerne im Auto oder pfeife leise bei Spaziergängen vor mich hin.

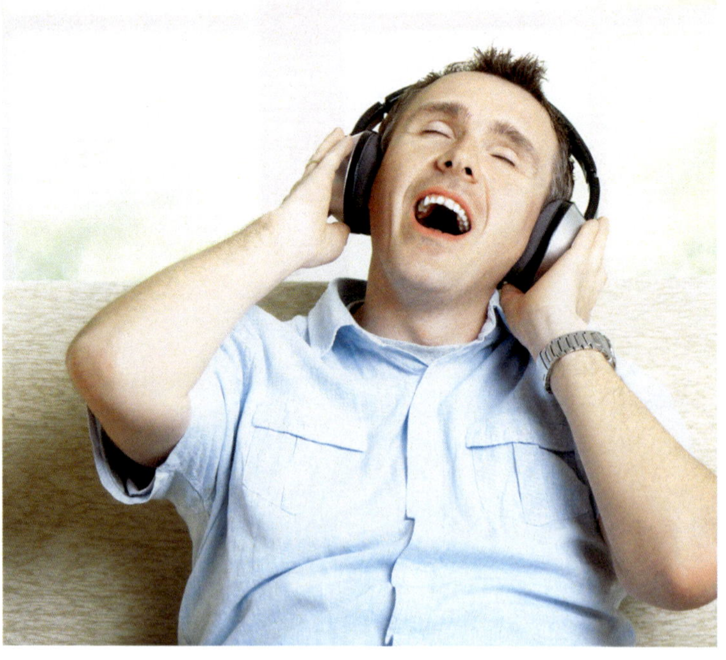

Eine der einfachsten Atemübungen ist das Singen – egal in welcher Lautstärke.

Singen Sie so laut oder leise, wie Sie möchten und können. Der Text ist dabei unwichtig. Sie werden merken, wie sich die Bronchien weiten und die Lunge trainiert wird. Beim Singen ist es ja naturgemäß so, dass man kurz einatmet und lange – den Text singend – ausatmet. Und genau das tut Asthmatikern gut!

Training mit der Bronchialtoilette

Wird der Schleim nicht entfernt, können sich darin Bakterien einnisten, sich von dort aus in weitere Bereiche des Atemwegssystems ausbreiten und schwere Infektionen verursachen. Für die ohnehin schon geschwächten Asthmapatienten kann das lebensgefährlich werden. Zur Vorbeugung solcher Infektionen und lebensbedrohlichen Verschlechterungen empfehlen Lungenärzte daher die regelmäßige Anwendung von Physiotherapiegeräten (sogenannte Bronchialtoilette) wie dem Cornet oder Flutter. Solche Atemdruck-Systeme werden auch PEP-Systeme genannt. Das regelmäßige Training mit PEP-Geräten senkt die Atemnot, trainiert die Atemmuskulatur und ermöglicht einen besseren Abtransport des Schleims.

> **!** Es gibt auch Hilfsmittel, um die Lunge zu trainieren!

Patienten mit Asthma und anderen chronischen Lungenerkrankungen können sich vom Facharzt ein solches Gerät für den Einsatz zu Hause verordnen lassen. Darauf weisen die Lungenärzte der Deutschen Lungenstiftung e. V. (DLS) hin. „Patienten mit COPD (chronisch obstruktiver Raucherbronchitis), Mukoviszidose oder Bronchiektasen haben oft Schwierigkeiten, den krankheitsbedingten Schleim, der sich in ihren Atemwegen angesammelt hat, abzuhusten“, erläutert Professor Harald Morr, Vorstandsvorsitzender der DLS. „Eine regelmäßige Bronchialtoilette ist aber gerade bei diesen Patienten sehr wichtig, da die für die Reinigung der Atemwege verantwortlichen Flimmerhärchen in ihrer Atemwegsschleimhaut weitgehend zerstört sind und ihre Aufgabe, die Atemwege sauber zu halten, somit nicht ausreichend bewerkstelligen können.“

> **!** Eine „Bronchialtoilette“ ist ein spezielles Gerät.

!

Vibrationen massieren die Lunge und lösen den Schleim.

Funktionsweise Beim Hineinblasen in ein Cornet oder einen Flutter entstehen Vibrationen, die den zähen Schleim von den Bronchialwänden lösen und das Abhusten erleichtern. Zusätzlich setzen diese Geräte der Ausatmung einen Widerstand entgegen, der dazu führt, dass die Lungenbläschen, die z. B. bei COPD-Patienten größtenteils erschlafft sind, weniger leicht in sich zusammenfallen. Dadurch kann wieder effektiver Luft in die Lungen gepumpt werden.

Im Inneren des röhrenförmigen Cornets flattert z. B. beim Hineinblasen eine Art Fächerblatt auf und ab – ähnlich wie bei Karnevalströten, die sich beim Hineinblasen geräuschvoll strecken und dann wieder einrollen. Dieses Cornet-Gerät kann der Patient in so gut wie jeder Körperlage anwenden, wobei seine gesamte Ausatmung stets in Druck- und Fluss-Schwankungen umgesetzt wird. Die Stärke dieser Druck-Schwankungen ist durch Drehen des Mundstückes individuell veränderbar.

!

Die Krankenkasse übernimmt die Kosten.

Insgesamt kann der Patient bei regelmäßiger Anwendung solcher Geräte den Gasaustausch in seiner Lunge verbessern, seine Atemnot verringern und unproduktives Husten vermeiden. Lassen Sie sich von Ihrem Facharzt ein solches Gerät verordnen und die Handhabung erklären.

!

Quelle: www.lungenaerzte-im-netz.de

Auch einen Versuch wert: spezielle Atemtechniken

Buteyko-Atemtechnik

!

Mehr Informationen über Buteyko-Kurse unter www.atemweite.de

Der russische Arzt K. P. Buteyko hat diese Atemmethode entwickelt. Er ist davon überzeugt, dass Asthma durch ein unterdurchschnittlich niedriges CO_2-Niveau entsteht, und versucht das CO_2-Niveau mithilfe seiner Technik zu erhöhen. Von einem ausgebildeten Buteyko-Therapeuten lernen Betroffene eine situative Anpassung der Atmung im Alltag. Kombiniert wird dies mit regelmäßiger Selbstmassage von Reflexzonen zur Entspannung der Atemhilfsmuskulatur, Übungen zur Stärkung des Zwerchfells und

Methoden zur Auflösung negativer Emotionen, welche die Atmung beeinträchtigen. Sie können ein Seminar belegen, um das richtige Atmen zu erlernen.

Funktionelle Atmungstherapie nach Julius Parow

Hilfreich kann auch die Funktionelle Atmungstherapie nach Dr. Julius Parow sein, die er in seinem Buch „Funktionelle Atmungstherapie“ beschreibt. Sie können es unter http://provis.userweb.mwn.de/ParowFA.pdf kostenlos herunterladen und ausdrucken. Ausgehend von physiologischen Erkenntnissen über die Bewegungen des Zwerchfells und die muskulären Abläufe des Körpers, die das Zwerchfell unterstützen, soll die Therapie die natürliche Atemfunktion wiederherstellen. Betroffene erlernen bei einem darauf spezialisierten Atemtherapeuten auf sie zugeschnittene Übungen.

!

Weitere Informationen unter www.erfahrbarer-atem.de

Husten, aber richtig

Überflüssiger, zäher Schleim kann Ihre Atemnot verschlimmern; zudem ist er ein idealer Nährboden für Krankheitserreger und begünstigt so das Auftreten von Infektionen. Damit der Schleim dünnflüssiger bleibt und leichter abtransportiert bzw. abgehustet werden kann, sollten Sie ausreichend trinken.
Das Abhusten des Schleims erleichtert eine spezielle Hustentechnik, das **kontrollierte Husten:**

- Setzen Sie sich dazu auf einen Stuhl, stellen Sie die Beine parallel auf den Boden und verschränken Sie die Arme unter der Brust.
- Atmen Sie tief durch die Nase ein und halten Sie kurz die Luft an.
- Beim Ausatmen beugen Sie sich leicht vor und husten zweimal kurz und intensiv.
- Beim Husten drücken Sie mit Ihren Armen auf den Bauch.
- Danach entspannen Sie sich einige Sekunden und wiederholen dann die Übung.

Heilkuren, Inhalationen und Co.

Klimakuren am Meer: endlich mal durchatmen

Was ist entspannender als ein Spaziergang am Meer? Die meersalzhaltige und reine Luft dort macht das Heilklima aus. Durch das Meer wird die Intensität der Sonneneinstrahlung verstärkt; das wirkt sich positiv auf den ganzen Körper und die Seele aus. Ein Kuraufenthalt an der Nord- oder Ostseeküste erlaubt, Klimatherapie und Balneotherapie (Bäderkunde) zu verbinden. Deshalb ist ein Kuraufenthalt am Meer unter anderem bei chronischen Schleimhautentzündungen und Atemwegserkrankungen besonders geeignet. Das Klima an der Nordsee ist etwas rauer und reizt dadurch mehr als das der Ostsee. Entscheiden Sie selbst, was Ihnen besser gefällt und bekommt. Klimakuren sind in ihrer medizinischen Wirkung jedenfalls gut belegt.

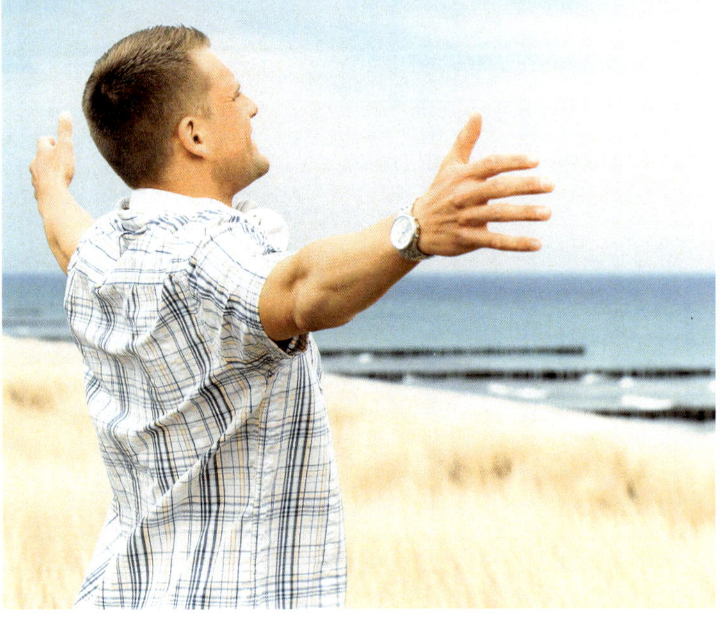

Ein Urlaub oder eine Kur am Meer ist gut für Lunge und Seele!

Kuren im Heilstollen: Staub und Allergene müssen draußen bleiben

Die Höhlentherapie (Speläotherapie) war von jeher eine bewährte Therapieform bei Asthma bronchiale und chronisch obstruktiver Lungenerkrankung (COPD) – was im Wesentlichen auf die staubfreie und pollen- bzw. allergenfreie Atemluft in den geeigneten Höhlen zurückzuführen ist.

!

Eine Höhlentherapie wird Asthmapatienten wegen der allergen- und staubfreien Atemluft empfohlen.

In Oberzeiring in der Steiermark und in Bad Gastein im Salzburger Land ist man auf Erkrankungen der Lunge und der Atemwege spezialisiert. Ergänzend zur Heilstollentherapie wird funktionelle Atemtherapie in Einzel- oder Gruppentherapie gelernt, es gibt Heilmassagen, Lymphdrainagen und sogar spezielle Mutter-Kind Inhalationskabinen.

Die wesentlichen therapeutischen Faktoren des Heilstollenklimas in Bad Gastein in der Behandlung von allen immunologisch mitbestimmten Erkrankungen und besonders von chronischen Atemwegserkrankungen sind:

- die hohe Luftfeuchtigkeit
- die warme Temperatur der Stollenluft
- der natürliche Radongehalt in der Heilstollenluft
- die alpine Höhenlage in 1280 Metern Höhe

Die Temperatur im Heilstollen von Bad Gastein beträgt 37 bis 41,5 °C, führt durch eine milde Überwärmung des Körpers zur Immunstabilisierung und ist damit gegen Allergien wirksam und wirkt krampflösend.

!

Nähere Informationen unter www.gasteiner-heilstollen.com und www.heilstollen.at

Die hohe Luftfeuchtigkeit mit 70 bis nahezu 100 Prozent beruhigt die Bronchialschleimhaut. Das Einatmen des Radons bewirkt in Kombination mit der Wärme und der Luftfeuchtigkeit eine noch ausgeprägtere Immunstabilisierung bei der Asthmakur, zum einen von innen heraus über die Botenstoffe, zum anderen durch die Inhalation in direktem Kontakt mit der Bronchialschleimhaut.

!

Heilstollen sind staubfrei.

Im Silberstollen von Oberzeiring liegt diese hohe Luftqualität ebenfalls vor. Die Luftfeuchtigkeit beträgt 95 bis 100 Prozent, die Temperatur der radonhaltigen Luft 8 °C. Der Stollen ist absolut staub- und allergenfrei.

Eine Heilstollen-Kur darf nicht durchgeführt werden:

- während der Schwangerschaft
- bei unbehandelter oder unzureichend behandelter Schilddrüsenüberfunktion (Hyperthyreose)
- bei allen Erkrankungen, die mit einer stark eingeschränkten Belastbarkeit des Organismus einhergehen (z. B. schwere Herzerkrankungen)
- bei akuten Krebserkrankungen
- bei schweren Herz-Kreislauf-Erkrankungen, wie z. B. Erkrankungen der Herzkranzgefäße
- bei Platzangst oder vergleichbaren Angststörungen

Nur nach ärztlicher Untersuchung:

- bei einer akuten Infektion – am besten auch Rücksprache mit den Ärzten des Heilstollens halten
- bei Kindern und Jugendlichen

Sole-Inhalationen in und an Gradierwerken

Ein Gradierwerk ist eine Anlage zur Salzgewinnung und häufig Teil eines Salzwerks. Sie besteht aus einem Holzgerüst, das mit Reisigbündeln gefüllt ist. Der Salzgehalt im Wasser wird erhöht, indem man Sole durch das Reisig hindurchleitet; bei diesem Prozess verdunstet auf natürliche Weise Wasser. Außerdem lagern sich Verunreinigungen der Sole an den Dornen ab, was die Qualität des erzeugten Salzes erhöht.

Heutzutage werden Gradierwerke häufig zu Kurzwecken betrieben. Durch die herabrieselnde Sole wird die Luft in der Nähe des Gradierwerks mit Salz angereichert, die Wassertröpfchen bin-

den Partikel in der Luft. Dies hat, ganz ähnlich wie ein Aufenthalt an der See, positive Auswirkungen z. B. auf Pollenallergiker und Asthmatiker. Durch das Einatmen der salzhaltigen Luft werden die Atemwege befeuchtet und die feinen Salzkristalle lösen Schleim und reinigen die Atemwege intensiv von Bakterien; die Schleimhäute schwellen ab. Viele Ärzte und Heilpraktiker empfehlen aus diesen Gründen einen längeren Aufenthalt an der See oder in Kurorten, in denen sich Gradierwerke befinden.
Die Vorteile der Sole-Inhalation sind:

- Sie wirkt entzündungshemmend und antibakteriell.
- Der Schleim wird gelöst und verflüssigt.
- Sie befeuchtet die Atemwege und fördert die Durchblutung.
- Sie fördert den Auswurf.

Aus diesem Grund fahre ich, sooft ich es einrichten kann, zu den Gradierwerken nach Bad Rothenfelde. Bei schönem Wetter ist es wie ein kleiner Kurzurlaub, um die Salinen zu laufen, Atemübungen zu machen und die Sole zu inhalieren. Die Bewegung hilft, dass die Sole noch besser in die Lunge gelangen kann. Ich habe dann das Gefühl, die Lunge ist wieder frei und fühlt sich „gewaschen“ an.

!

Nach einem Spaziergang an den Salinen ist die Lunge herrlich frei.

Gradierwerke gibt es in Deutschland etwa in Bad Dürkheim, Bad Salzuflen, Bad Reichenhall, Bad Dürrenberg und Bad Hamm.

Sauna, am besten Bio

Wissenschaftliche Untersuchungen belegen, dass Saunieren das Immunsystem stärkt. Wer regelmäßig Schwitzkuren macht, erkrankt somit seltener an Infekten und Erkältungen. Grundsätzlich sollten Sie als Asthmatiker aber vorher mit dem Arzt sprechen, ob Sauna bei Ihrem Befund ratsam ist. Denn die heiße Luft kann die Atemwege reizen und Aufgüsse mit ätherischen Ölen können sogar zu extremen Atemwegsreizungen bis zum Asthmaanfall führen. Schonender ist eine Bio-Sauna. Hier sind die Temperaturen

!

Gehen Sie bei akutem Asthma nie in die Sauna!

nicht so hoch (50 bis 60 °C) und es findet in der Regel kein Aufguss statt. Häufig ist sie mit einer Lichttherapie kombiniert.

Wassertreten gegen Infektionen

Auch Kneippsche Güsse oder Wassertreten helfen, das Immunsystem zu stärken und damit die Infektanfälligkeit zu reduzieren. Das Wassertreten ist eine von vielen Behandlungsmethoden der Hydrotherapie, die auf der Grundlage von Sebastian Kneipp angewendet wird. Sie können gern auch andere wie Wechselfußbäder oder Wechselbrustgüsse ausprobieren.

!

Zu Beginn des Wassertretens sollten die Füße schön warm sein.

Ich beginne immer im Spätsommer mit dem Wassertreten. Dazu stelle ich mir eine große Schüssel (Speiskübel) halb mit Wasser gefüllt auf den Balkon. Morgens direkt nach dem Aufstehen beginne ich in dem kalten Wasser im Storchengang auf der Stelle zu laufen, das heißt, ein Bein ziehe ich immer vollkommen aus dem Wasser, die Fußspitze zeigt nach unten.

Spüre ich ein Kältegefühl in den Füßen oder den Unterschenkeln, verlasse ich das kalte Wasser. Nach dem Wassertreten sollte man sich nicht abtrocknen, sondern nur das Wasser abstreifen (ich stelle mich dafür auf ein Handtuch, damit die Wohnung nicht nass wird) und die Füße bewegen. Es stellt sich durch die stärkere Durchblutung sehr schnell ein Wärmegefühl ein. Dadurch wird das Immunsystem nachhaltig gestärkt und von Infekten wird man weitgehend verschont.

Inhalieren: eine Wohltat für Ihre Bronchien

Salzlösungen

Kochsalzlösungen oder Sole können auch über einen längeren Zeitraum verwendet werden. Sie halten die Schleimhäute während der Wintersaison feucht und können somit Infekten vorbeugen.

Emser Sole oder isotonische Kochsalzlösung (0,9 %) kann man sehr gut mit dem Pari Boy® (Vernebler) inhalieren. Für mich ist das im Winter eine Alternative zu den Spaziergängen an den Salinen (siehe Abschnitt „Sole-Inhalationen in und an Gradierwerken" auf Seite 84) oder am Meer. Manche Inhaliergeräte enthalten ein Nasen- und ein Mundstück. Ersteres empfiehlt sich, wenn Sie gezielt die Nasenschleimhaut befeuchten möchten, Letzteres, wenn der Dampf in die Bronchien gelangen soll. Emser Sole gibt es in Apotheken zu kaufen.

Bronchienerweiternde Substanzen

Zu den am häufigsten verwendeten bronchienerweiternden Substanzen gehört wohl das verschreibungspflichtige Salbutamol Fertiginhalat. Der Wirkstoff Salbutamol gehört zur Gruppe der sogenannten Beta-2-Sympathomimetika.

Die Inhalationslösung dürfen Sie jedoch nur auf ärztliche Anweisung anwenden. Die mildere und natürliche Alternative ist die oben genannte Kochsalzlösung oder Emser Sole.

Sie können sich auch ab und zu einen Besuch in einer Salzgrotte gönnen. Dort herrscht eine wunderbar entspannende Atmosphäre und Sie können die salzhaltige Luft einatmen und Ihrer Lunge etwas Gutes tun.

!

Bitte suchen Sie unbedingt Ihren Arzt auf, wenn Sie unter Luftnot leiden.

Bericht aus der Selbsthilfegruppe

Einer Teilnehmerin geht es, seitdem sie regelmäßig die Salzgrotte aufsucht, deutlich besser. Sie sagt sich: Andere gehen ins Kino und ich in die Salzgrotte!

Klima und Raumklima

Wie wichtig ist das Raumklima für Asthmatiker?

Im Winter verbringen wir die meiste Zeit in beheizten Innenräumen. Die in der Regel erwärmte, trockene Raumluft hat jedoch negative Auswirkungen auf die Gesundheit: Sie führt zu trockenen Schleimhäuten im Bereich der Augen und der oberen Atemwege. So können Krankheitserreger leichter in den Organismus eindringen und einen Infekt auslösen. Dies ist besonders für Asthmatiker problematisch.

Wichtigste Maßnahme: Lüften

Es gibt jedoch einfache Maßnahmen zur Verbesserung des Raumklimas: Der wichtigste Punkt ist richtiges Lüften. Die Wohnung sollte mehrmals am Tag gelüftet werden, zumindest aber morgens und abends. Dabei sollten die Fenster für 5 bis 10 Minuten weit geöffnet werden (sogenannte Stoßlüftung). Die häufig angewandte längerfristige Kippstellung der Fenster ist uneffektiv und verschwendet nur teure Energie. Die Luft muss quer durch die Wohnung zirkulieren können. Sie sollten bei jedem Wetter lüften. Dabei gilt: Je niedriger die Raumtemperatur, desto häufiger müssen Sie lüften, damit kein Schimmelpilzbefall entsteht. Das ist wichtig, weil Schimmelpilze bei Asthmatikern starke allergische Reaktionen auslösen können. Deshalb sollten Sie nach dem Duschen und Baden sowie nach dem Kochen und Putzen lüften, damit der Wasserdampf abziehen kann.

> !
>
> Schimmelpilze können starke allergische Reaktionen auslösen.

Außerdem darf die Luft in beheizten Räumen nicht zu trocken sein. Hier können Sie sich zusätzlich mit einem Raumbefeuchter behelfen. Aber Vorsicht: In Zimmerbrunnen können sich schnell Keime bilden, die dann in die Atemluft gelangen. Regelmäßige Reinigung und Desinfektion ist daher sehr wichtig.

Hausstauballergie: Funktionieren Sie Ihre Heizung um
Heilpraktiker Wolf-Alexander Melhorn empfiehlt Patienten mit Asthma durch Hausstaub u. Ä., ihre Heizkörper so umzugestalten, dass aus der heute üblichen luftverwirbelnden Heizung – diese führt unten kalte Luft vom Boden durch die Heizrippen und lässt sie erwärmt oben wieder austreten – eine Strahlungsheizung (temperierte Heizung) wird. Der Luftstrom, der vorher Bakterien und Hausstaubpartikel in diesem Kreislauf durch den Raum wirbelt, soll dadurch abgebrochen werden. Dies können Sie ganz einfach erreichen, indem Sie auf den Heizkörpern eine Aluminiumfolie als Abdeckung so aufbringen, dass zwischen den Heizrippen keine Luft mehr aufsteigen kann. Bei empfindlichen Menschen wird dadurch das Beschwerdebild durch Hausstaub deutlich gebessert oder verschwindet sogar ganz.

!

Es gibt einfache Hilfsmittel, um die Raumluft deutlich zu verbessern!

Die richtige Raumtemperatur für jeden Wohnbereich

Zu einem guten Raumklima zählt auch die Raumtemperatur. In Küche und Wohnzimmer sollte die Temperatur ca. 20 °C betragen. Für das Badezimmer sind 22 °C optimal und im Schlafzimmer sollten tagsüber 18 °C, nachts nicht unter 16 °C herrschen. Auch wenn Sie sich nicht in der Wohnung aufhalten, sollten Sie die Heizung nie ganz ausschalten, damit die Wohnung nicht zu sehr auskühlt. Richtig belüftete und beheizte Räume sind gut gegen Schimmelpilzbefall gewappnet. Mit der richtigen Raumtemperatur tun Sie also nicht nur Ihrer Gesundheit einen guten Dienst, sondern auch Ihrem Geldbeutel.

!

Das A und O: lüften und auf die richtige Temperatur achten.

Zimmerpflanzen – Schadstofffilter und Erkältungsblocker

Zimmerpflanzen sind ein günstiges und effektives Mittel, um die Luftqualität in Innenräumen zu verbessern, wobei sie offensichtlich gleichzeitig auch als Erkältungsblocker und Schadstofffilter fungieren. Darauf weisen Lungenärzte der Deutschen Lungenstiftung e. V. (DLS) hin. Prinzipiell gilt: Je mehr Zimmerpflanzen Sie

!

Achten Sie darauf, dass sich auf der Blumenerde kein Schimmelpilz bildet.

sich zulegen, umso besser. Aber auch schon mit zwei oder drei Pflanzen können Sie einen deutlichen Effekt erzielen, da auch wenige Pflanzen die Zimmer- und gleichzeitig Atemluft mit Feuchtigkeit anreichern. Wenn die Schleimhäute in unseren Atemwegen feucht sind, bieten sie Viren und anderen Erregern eine viel bessere Barriere.

Besonders geeignet für gut beheizte Räume sind Pflanzenarten wie Philodendron, Farne und Fensterblatt, da sie bis zu 97 % des Gießwassers wieder als Wasserdampf abgeben und somit für zusätzliche Luftfeuchtigkeit sorgen. Dies ist vor allem im Winter bei trockener Heizungsluft wichtig. Allerdings sollten Sie darauf achten, das sich durch zu großzügiges Gießen keine Schimmelpilze in der Blumenerde bilden.

Bestimmte Pflanzenarten wie Birkenfeige, Drachenbaum und Zimmeraralie filtern innerhalb weniger Stunden bis zu 80 % der Schadstoffe aus der Luft. Dazu gehören z. B. Formaldehyd oder Benzol, die etwa in Klarsichthüllen aus Plastik oder Tonerstaub, aber auch in Bodenbelägen, Textilien und Holzverkleidungen enthalten sein können. Spezielle Blattenzyme wandeln die aufgenommenen Giftstoffe in harmlose Substanzen wie Aminosäuren oder Zucker um.

!

Purpurtute und Kolbenfaden filtern Autoabgase.

Selbst gegen Zigarettenrauch ist ein Kraut gewachsen: Bogenhanf beispielsweise bindet ihn besonders effizient und reinigt somit die Raumluft. Wer an einer stark befahrenen Straße wohnt oder arbeitet, sollte an sein Fenster am besten eine Purpurtute oder einen Kolbenfaden stellen. Diese gelten als natürliche Filter für bestimmte Schadstoffe aus Autoabgasen.

Asthma in den verschiedenen Jahreszeiten

Asthmatiker können in jeder Jahreszeit an die frische Luft, wenn sie einige Dinge beachten.

Der **Winter** geht in der Regel mit kalter Luft und kalter Feuchtigkeit einher. Das ist aber kein Grund für Asthmakranke, zu Hause zu bleiben. Ich binde mir einen Schal um Hals, Mund und Nase und atme nur durch die Nase ein und aus. Dadurch wird die Atemluft vorgewärmt und gefiltert. Um die ausgeatmete Feuchtigkeit aufzufangen, lege ich mir ein Taschentuch zwischen Schal und Mund/Nase und wechsle es falls nötig. Warm angezogen macht so auch Asthmatikern ein Winterspaziergang viel Spaß und stärkt die Abwehrkräfte.

Im **Frühling** haben es Menschen mit allergischem Asthma nicht leicht. Trotzdem ist der Aufenthalt im Freien nicht verboten. Gehen Sie möglichst morgens raus oder besorgen Sie sich in der Apotheke einen Mundschutz, der auch Pollen fernhält. Abends sollten Sie sich auf jeden Fall die Haare waschen, da sich gerade dort Pollen festsetzen können. Sonst landen die Pollen auf dem Kopfkissen und Sie atmen diese nachts ein. Atembeschwerden sind dann vorprogrammiert. Sie können auch ein Antiallergikum für die Zeit des stärksten Pollenfluges nehmen. Ihr Arzt oder Apotheker wird Sie beraten. Diese Medikamente können allerdings müde machen und sind deshalb nicht immer die beste Lösung.

!

Auf www.luft-zum-leben.de erfahren Sie die aktuellen Ozonwerte sowie Pollen- und Feinstaubbelastungen.

Im **Sommer** geht es den meisten Asthmatikern am besten. Eine Einschränkung bemerken sie allerdings, wenn die Temperaturen steigen und somit auch die Ozonwerte besonders hoch sind. Das ist in der Mittagszeit und am frühen Nachmittag der Fall. Am frühen Vormittag und abends geht es dann aber wieder recht gut. Ozon reizt besonders die Atemwege, verursacht Husten und Atembeschwerden. Hohe Ozonwerte können Lungenerkrankungen wie Asthma, Emphysem (Überblähung der Lunge) oder chronische Bronchitis verschlimmern. Die aktuellen Ozonwerte, Pollenbelastung der Luft und Feinstaubbelastung können Sie unter www.luft-zum-leben.de nachlesen. Dort können Sie sich auch eine Asthma-App herunterladen.

Der **Herbst** ist für Asthmatiker oft die schönste Jahreszeit. Die Sonneneinstrahlung nimmt ab, der Pollenflug ist so gut wie beendet und die Temperaturen sind meistens noch recht angenehm. Allerdings birgt der Spätherbst mit Nebel und feuchter Kälte wiederum Gefahren für die Atemwege. In diesen Fällen sollten Sie sich – wie im Winter – entsprechend mit einem Tuch oder Schal schützen.

Achten Sie beim Spazierengang darauf, dass Sie durch Ihre Kleidung gut gegen Feuchtigkeit und Kälte geschützt sind.

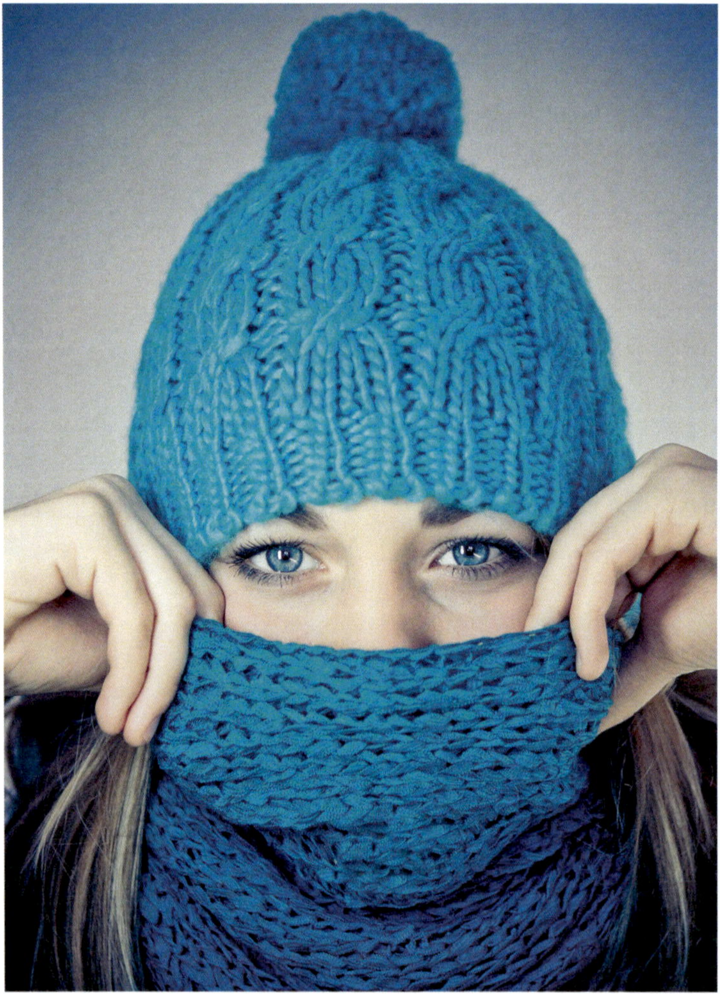

Sicher durch den Winter: Belastungen drinnen und draußen

Erhöhte Schadstoffbelastung in Innenräumen

Gerade im Winter kann die Luft in Innenräumen besonders stark mit Schadstoffen belastet sein – in manchen Fällen sogar stärker als die Außenluft in Großstädten. Das liegt daran, dass die Fenster im Winter viel zu oft geschlossen bleiben und leider aus Energieersparnisgründen weniger gründlich gelüftet wird. Dann können sich potenzielle Allergene wie Hausstaubmilbenkot oder Hautschuppen und Haare von Haustieren, aber auch Stickstoffdioxid aus diversen Haushaltsgeräten und Endotoxine von Schimmelpilzen und Bakterien insbesondere in Teppichböden, Wolldecken und Vorhängen stärker anreichern. Infolgedessen verschlechtert sich die Qualität der Innenraumluft deutlich, was Husten, verstopfte oder laufende Nase sowie Stirn- oder Nasennebenhöhlenentzündungen verursachen kann und bei Asthmatikern zu einer Verschlimmerung der Symptome mit Atembeschwerden (Keuchen), Engegefühl in der Brust bis hin zu akuter Atemnot führen kann. Werden Sie deshalb auch in der kalten Jahreszeit nicht nachlässig mit Lüften!

> **!** Auch im Winter ist gründliches Lüften unabdingbar.

Kälteinduziertes Asthma

Mit dem Winter kommt auch die Erkältungszeit. Im Winter sind Menschen mit Atemwegserkrankungen besonders gefährdet, denn bei ihnen können grippale Infekte zu Asthmaanfällen führen. Zwar können Asthmatiker mit allergischem Asthma im Winter aufatmen, da sie endlich Ruhe vor Pollenflug und Asthmasymptomen haben. Doch lauern in der kalten Jahreszeit leider andere Gefahren. Grundsätzlich sollten sich Asthmatiker vor Erkältungen schützen, denn Husten und Schnupfen können zu einer Verschlimmerung des Asthmas führen.

> **!** Kälte kann die Atemwege extrem reizen!

Zum anderen bergen die winterlichen Temperaturen ein Risiko, denn die Kälte selbst kann ebenfalls einen Asthmaanfall auslösen.

!

Wichtig: Schützen Sie sich gut vor Infekten.

Man spricht dann vom sogenannten kälteinduzierten Asthma. Kälte kann durch die Reizung der Atemwege zu einer Verengung derselben führen. Kälteinduziertes Asthma tritt bei den Betroffenen in den seltensten Fällen als alleinige Asthmaform auf. Oft führen niedrige Temperaturen bei Personen mit Belastungsasthma, allergischem Asthma oder Medikamentenallergie zu kälteinduziertem Asthma. Wintersport ist dabei ein besonderes Problem. Selbst Profis haben häufig eine bronchiale Überempfindlichkeit oder zeigen Asthmasymptome. Am schlimmsten ist dies in Gebieten, in denen es besonders kalt und trocken ist.

So kommen Sie als Asthmatiker gut durch den Winter

Mit einer guten medikamentösen Einstellung sowie unter Beachtung einiger einfacher Regeln kommen Sie auch als Asthmatiker gut durch den Winter. Vor Infekten sollten sich alle Asthmatiker und Menschen mit Lungenerkrankungen besonders schützen. Viren können sich in der im Winter eher trockenen Schleimhaut einnisten und vermehren. Dies ist unter anderem davon abhängig, in welcher körperlichen Verfassung sich der Betreffende befindet. Wer beispielsweise starkem Stress ausgesetzt ist, dessen Immunsystem ist geschwächt. Er ist somit anfälliger für Infekte jeglicher Art. Zusätzliche Faktoren, die einen grippalen Infekt begünstigen können, sind Unterkühlung, klimatisierte und überheizte Räume, Zigarettenrauch und sogar ein unregelmäßiger Lebensrhythmus.

Beherzigen Sie folgende Punkte, um sich effektiv gegen Infekte zu wappnen:

- Gehen Sie mit entsprechender Kleidung regelmäßig an die frische Luft.
- Sprechen Sie mit dem behandelnden Arzt über eine für Sie geeignete Wintersportart.
- Stärken Sie Ihre Lungenfunktion durch regelmäßiges Training.

- Atmen Sie durch die Nase. Die Nasenatmung wärmt die Atemluft vor und reizt die Atemwege dadurch weniger. Trotzdem ist ein Schal vor Mund und Nase eine gute Sache.
- Stärken Sie Ihr Immunsystem durch eine gesunde, natürliche, Vitamin-C-reiche Ernährung sowie einen geregelten Tagesablauf mit wenig Stress.
- Trinken Sie ausreichend: 2 bis 3 Liter pro Tag (Wasser oder besser warmer Kräutertee).
- Achten Sie auf die richtige Zimmertemperatur und ein gutes Raumklima.
- Nehmen Sie Ihre verordneten Medikamente regelmäßig und gewissenhaft ein.

Weitere hilfreiche Tipps, wie Sie Infekten vorbeugen und sie behandeln können, finden Sie in den Kapiteln „Mit Heilkräften aus der Natur Symptome lindern“ auf Seite 34 und „Sanfte Hilfe bei grippalen Infekten und Atemwegsbeschwerden“ auf Seite 53.

Mit Asthma auf Reisen

Flugreisen

Bei Flugreisen müssen Sie unbedingt darauf achten, dass Sie Ihre Asthmamedikamente, vor allem das Bedarfs- bzw. Notfallspray, im Handgepäck griffbereit mit sich führen. Damit es bei der Sicherheitskontrolle keine Probleme gibt, sollten Sie vorsichtshalber alle Behälter mit Flüssigkeiten, wie Dosieraerosole, in einem wiederverschließbaren durchsichtigen Plastikbeutel verpacken. Weitere Informationen geben die Fluggesellschaften bzw. der Reiseveranstalter. Ich hatte noch nie Probleme am Flughafen, wenn ich das Bedarfsspray im Handgepäck oder in der Jackentasche hatte.

> **!**
> Mit den entsprechenden Vorbeugemaßnahmen ist nichts gegen eine Flugreise einzuwenden!

Gerade bei Flugreisen sollten Sie als Asthmapatient nicht nur die für die Dauer des Aufenthaltes ausreichende Medikamenten-

!

Packen Sie lieber etwas mehr Medikamente ein.

menge einpacken, sondern zusätzlich dazu einen kleinen Vorrat für unvorhersehbare Situationen. Flugverspätungen und andere Unwägbarkeiten vor Ort können leicht dazu führen, dass sich die Hin- bzw. Rückreise verzögert. So gewappnet steht der Urlaubsreise nichts mehr im Wege und Sie können sich unbeschwert auf eine schöne Zeit freuen.

Ein Asthmaanfall am Flughafen

Vor einigen Jahren hatte ich ein unschönes Erlebnis auf einer Flugreise. Da zu dem Zeitpunkt im Flughafen noch geraucht wurde, war die Luft dort sehr schlecht. Leider musste ich durch den Raucherbereich, um zu meinem Gate zu kommen. Natürlich hatte ich das Notfallspray gleich griffbereit in meiner Jackentasche, aber durch die Aufregung und die Luftnot half es nicht so wie erhofft. Ich machte also meine Atemübungen mit Lippenbremse und es wurde glücklicherweise auch besser. Ich stellte mich zurück in die Schlange vor dem Ausgang. Nette Mitreisende, die bemerkt hatten, dass es mir nicht gut ging, ließen mich ganz nach vorne an die Ausgangstür. Dann ging die Tür auf und ein Schwall kerosingeschwängerter Luft empfing mich. Meine Lunge, die sich gerade halbwegs erholt hatte, machte augenblicklich zu. Ich kann das Gefühl kaum beschreiben, es war, als hätte jemand einen Pfropfen in die Atemwege gedrückt. Glücklicherweise hatte ein Flughafenbediensteter alles mitbekommen. Er kam auf mich zu und fragte nur: „Doktor?“

Da ich mich ja schon eine ganze Weile durch die Atemnot schlecht fühlte und jetzt auch nicht mehr sprechen konnte, schüttelte ich mit dem Kopf und zeigte auf ein Flugzeug. Er telefonierte einige Male – verstanden habe ich nichts – und führte mich dann zu einem Nebenausgang. Dort stand ein kleines Auto, mit dem ich über das Rollfeld zum Flugzeug gefahren wurde. An der Treppe wurde ich von einer Stewardess und dem Kopiloten empfangen. Sie nahmen mein Handgepäck und halfen mir die Treppe hinauf.

Oben angekommen stand eine weitere Stewardess mit einer Sauerstoffflasche und bat mich, in der ersten Reihe Platz zu nehmen. Der Kopilot beruhigte mich dann und sagte, dass genügend Sauerstoff an Bord sei und er zudem ein ausgebildeter Arzt. Das war für mich alles sehr beruhigend und dank der Kombination von Notfallspray, Atemübungen, Sauerstoff, schluckweisem Wassertrinken und dem sicheren Gefühl ging es mir langsam besser. Was letztlich geholfen hat, kann niemand sagen, wahrscheinlich die Kombination aus allem, aber ich kam gut nach Hause und wurde dann zu einem Arzt gebracht.

!

Das Flugpersonal ist gut auf Notfälle vorbereitet. Doch auch Sie sollten Vorsorgemaßnahmen treffen.

Warum erzähle ich das hier? Ich möchte Ihnen damit die Angst vor dem Fliegen nehmen. Unsere Flugzeuge sind alle für den Notfall bestens gerüstet und das Personal kann bei einem Asthmaanfall oder auch in anderen Notfällen schnell helfen. Das Flugpersonal wird in kurzen, regelmäßigen Abständen für Notfälle wie diese geschult. Trotzdem sollten Sie aber auch selbst Vorsorge treffen und wissen, was Sie tun können. Hinweise gebe ich in diesem Buch.

Tiefe Seen und hohe Berge meiden

Nicht nur bei der Anreise, auch bei Ihren Aktivitäten im Urlaub sind natürlich die individuellen Risiken zu beachten. Vermeiden Sie Situationen, von denen bekannt ist, dass sie einen Asthmaanfall auslösen können. Dazu gehören Kontakt mit den einschlägigen Stoffen wie Pollen, Schimmelpilze, Tierhaare, Rauch, Kälte, aber auch Überanstrengung und Stress. Darüber hinaus wird Asthmatikern generell vom Tauchen abgeraten – Schnorcheln ist deutlich ungefährlicher. Ich schnorchle auch gerne im Urlaub und habe sehr viel Freude dabei. Auch Wanderungen in Höhen über 3.000 Metern können aufgrund des geringen Sauerstoffgehaltes der Luft mit Risiken verbunden sein. Aber wenn Sie nicht zu hoch hinaus oder zu tief abtauchen wollen, ist im Urlaub fast alles möglich und können Sie ihn genießen!

!

Auf Tauchen und Wanderungen in Höhen über 3.000 Meter sollten Sie verzichten.

Special: Tipps für den Urlaub

- Zur optimalen Reisevorbereitung gehört es, zusammen mit dem Hausarzt einen individuellen **Asthma-Medikationsplan** zu erstellen. Dieser Plan sollte sowohl die Basis- als auch die Notfallmedikamente beinhalten. Um Problemen beim Zoll vorzubeugen, kann je nach Reiseziel ein offizieller Ausweis sinnvoll sein. Der Deutsche Bundesverlag, Postfach 13 20, 53030 Bonn, gibt z. B. den Europäischen Notfallausweis (ENA) heraus, den Sie gegen eine geringe Schutzgebühr über die Arztpraxis, die Apotheke oder direkt vom Verlag beziehen können.
- In den **Bergen** ist die Allergenbelastung im Allgemeinen geringer als im Flachland: Ab einer Höhe von 1.500 Metern gibt es nahezu keine Hausstaubmilben mehr und auch die Pollenmenge nimmt deutlich ab, da viele Pflanzen hier nicht mehr vorkommen. Zu beachten ist jedoch, dass mit zunehmender Höhe die körperliche Leistungsfähigkeit aufgrund des niedrigeren Sauerstoffgehaltes der Luft drastisch sinkt. Höher als 3.000 Meter dürfen Sie nicht hinaus.
- Klassische Gebiete mit besonders reiner Luft sind die **Küstenregionen**. Aufgrund des niedrigen Schadstoff- und Pollengehalts, der hohen Feuchtigkeit und dem Salzgehalt der Luft können Asthmatiker hier tief durchatmen.
- Vorsicht ist bei Reisen in **Großstädte** geboten. Hier ist mit einer erhöhten Schadstoffbelastung durch Feinstaub und Ozon zu rechnen.
- Viele Hotels bieten mittlerweile spezielle **Zimmer für Allergiker** an: Hier findet man in der Regel weder Klimaanlage noch Teppichboden, wenige bis keine Zimmerpflanzen und es gilt ein generelles Rauchverbot. Asthmatiker mit einer ausgeprägten Hausstauballergie sollten eventuell ihren antiallergischen Bettüberzug mitbringen. Auch ein eigenes Kopfkissen hat sich bewährt.

Weitere natürliche Therapien

Darmsanierung: Das Immunsystem sitzt im Darm

Heute weiß man, dass die Darmflora eine wichtige Rolle bei der Entstehung von Asthma und Allergien spielt. Unser Darm beherbergt ein Ökosystem aus Billionen von Bakterien. Sie übernehmen unterschiedliche Aufgaben, die unser Leben entscheidend beeinflussen:

- die Verwertung von Nährstoffen und die Synthese von Vitaminen
- die Verstoffwechselung von Antibiotika und anderen Medikamenten
- die Regeneration von Darmgewebe
- die Bildung und Aufrechterhaltung des Immunsystems

Die Darmbakterien-Gemeinschaft hat einen starken Effekt sowohl auf das angeborene als auch das erworbene Immunsystem des Menschen. Sie beeinflusst entscheidend Erkrankungen des Immunsystems, die sich innerhalb oder außerhalb des Darms zeigen. Es ist bekannt, dass die Wahrscheinlichkeit, an Asthma oder einer anderen Form der Allergie zu erkranken, ganz entscheidend davon abhängt, ob man in der frühen Kindheit mit ganz bestimmten Bakterien Kontakt hatte und mit sogenannten Breitbandantibiotika behandelt wurde. Diese schädigen nämlich die Mikroben in verheerender Weise, stören den normalen Heilungsverlauf und führen letztendlich, wenn das häufig geschieht, zu Allergien.

> !
>
> Breitbandantibiotika in der Kindheit erhöhen das Risiko, an Allergien zu erkranken.

Wenn Sie Asthma auf natürliche Weise behandeln möchten, sollten Sie also immer auch für eine stabile und gesunde Darmsituation sorgen. Die Grundlage für eine intakte Darmflora können Sie am besten mit einer umfangreichen Darmreinigung schaffen, denn die freundlichen Darmbakterien fühlen sich nur in einem bestimmten Milieu wohl. Eine Darmreinigung in Kombination mit

!

Probiotika bekommen Sie in der Apotheke.

dem Aufbau der Darmflora durch Probiotika ist für mich ein wichtiger Schritt, um das Immunsystem wieder ins Gleichgewicht zu bringen. Ich kann Ihnen daher nur empfehlen, eine Darmsanierung vorzunehmen. Keine Sorge, das hat nichts mit Darmspülungen und Einlauf zu tun. Es geht ganz sanft mit Probiotika aus der Apotheke und einer gesunden Ernährung. Und es lohnt sich auf jeden Fall!

Die Vorteile von Probiotika

!

Für die Einnahme von Probiotika sprechen viele gute Gründe.

Probiotika sind lebende Mikroorganismen, die der Nahrung zugesetzt werden und die den menschlichen Darm schützen und gleichzeitig das Immunsystem stärken. Die Mikroorganismen sollen sich auch bei Asthma und Allergien positiv auswirken: So soll etwa durch die Einnahme von Probiotika in der Schwangerschaft das Auftreten von Neurodermitis bei Neugeborenen verhindert oder zumindest die Wahrscheinlichkeit dafür gesenkt werden.

Es gibt zahlreiche weitere Gründe, die für die Einnahme von Probiotika sprechen.

Probiotika verbessern die Immunfunktion Eine Studie mit Patienten auf einer Intensivstation hat nachgewiesen, dass Probiotika das Multiorganversagen verhindern können, also das Leiden, welches als Hauptursache für Todesfälle bei Intensivpatienten gilt. Wenn Probiotika das schaffen, kann man erahnen, wie sie auch schon vor einfachen Infekten oder einer Grippe schützen können. Ist der Darm gesund und sein Milieu im Gleichgewicht, ist auch der Mensch gesund.

Unter der Annahme, dass virusbedingte Erkältungskrankheiten je nach Kapazität der Darmmikroben wirksam in Schach gehalten werden können, gab man an der Bundesforschungsanstalt Kiel während zweier Winterperioden 500 gesunden Erwachsenen Probiotika, einer Kontrollgruppe ein Placebo (ein wirkstofffreies

Scheinmedikament). Bei denjenigen Patienten, die eine wirksame Darm- und Immunstimulation betrieben, fielen die Erkältungsperioden erkennbar kürzer aus und die Symptome waren deutlich weniger schwer.

Probiotika machen weniger anfällig für Asthma, Allergien und Hauterkrankungen Wirksame Probiotika, die den Darm regenerieren, führen zu einem starken Immunsystem und dadurch zu mehr Gesundheit. Die Folge ist, dass der Mensch auch für Allergien, die z. B. die Atemwege angreifen, weniger anfällig ist.

In einer Studie aus dem Jahre 2009 wurde gezeigt, dass Probiotika die körpereigene Abwehr gegen Hautallergien stärken können. 150 schwangere Frauen, in deren Familien gehäuft Allergien vorkamen, bekamen in den letzten sechs Schwangerschaftswochen drei verschiedene Sorten Probiotika bzw. ein wirkungsloses Placebo verabreicht. Weder die Teilnehmerinnen noch ihre Ärzte wussten, was die Frauen bekamen. Nachdem sie entbunden hatten, blieben die meisten Babys unter ärztlicher Beobachtung und erhielten weitere 12 Monate lang Probiotika bzw. Placebos. Schon nach 3 Monaten stellte man fest, dass diejenigen Babys, die Probiotika bekamen, seltener an Ekzemen litten als jene, die Placebos schluckten.

!

Studien belegen die Wirksamkeit von Probiotika.

Nach Ablauf der 12 Monate setzte man sowohl Probiotika als auch Placebos ab. Bis zum Alter von 2 Jahren wurden die Kinder weiterhin beobachtet und auch bei Erreichen dieses Alters war immer noch ein deutlicher Unterschied zwischen den Gruppen zu erkennen. Die einstige Probiotika-Gruppe wies zwar zwischenzeitlich ebenfalls eine höhere Anfälligkeitsrate für Hautallergien auf, als dies noch während ihrer Probiotika-Einnahme der Fall war, doch zeigten sie nach wie vor eine deutlich stärkere Abwehrkraft gegen Ekzeme als die Placebo-Gruppe.

!

Probiotika wirken sich positiv auf die Babys von allergieanfälligen Müttern aus.

Diese Studienergebnisse zeigen, dass Probiotika positive Auswirkungen auf den Nachwuchs von allergieanfälligen Müttern haben können. Da Kinder mit allergischen Hautekzemen wie Neurodermitis sehr häufig später auch allergisches Asthma bekommen, ist diese Untersuchung als besonders interessant zu werten.

Der positive Effekt von Probiotika auf die Immunfunktion von Kindern wird auch durch die Muttermilch erhöht, wenn die Mutter während und nach der Schwangerschaft täglich Probiotika einnimmt.

Probiotika lindern Nahrungsmittelunverträglichkeiten Im „Journal of Nutrition" wurde im Jahr 2009 eine Untersuchung veröffentlicht, bei der man Mäusen Probiotika verabreicht hatte, um deren Einfluss auf mögliche Nahrungsmittelallergien zu untersuchen. Die Mäuse litten alle an einer Milchallergie, was sich in Hautausschlägen äußerte, sobald sie Milch tranken. Nun gab man ihnen gleichzeitig mit der Milch auch Probiotika sowie Präbiotika. Präbiotika sind Ballaststoffe, die das Wachstum der guten Darmbakterien fördern und somit zu einer besseren Verdauung und einem stärkeren Immunsystem führen. Es sind Stoffe, die den Mikroorganismen einer gesunden Darmflora gleichzeitig als Nahrung dienen. Sofort verbesserte sich die Milch-Intoleranz der Mäuse sichtbar.

!

Probiotika und Präbiotika sind eine schlagkräftige Truppe.

Probiotika wirken gegen Pilzinfektionen Wenn krankmachende Bakterien das Verhältnis zwischen nützlichen und schädlichen Bakterien durcheinanderbringen, können Pilze wie z. B. Candida nicht nur den Darm, sondern den ganzen Körper angreifen. Um Darmpilz und anderen Infektionen keine Chance zu geben, sollte man stets für eine gesunde Darmflora sorgen. Probiotika helfen dabei.

Probiotika beheben Schäden durch Antibiotika Leider müssen viele Menschen mit Atemwegserkrankungen häufig Antibiotika und andere Medikamente nehmen. Wenn Sie nach einer Antibiotikabehandlung probiotische Nahrungsergänzungen einnehmen, hilft Ihnen das, Ihre Darmflora wiederaufzubauen. Dies ist enorm wichtig, damit sich die durch das Antibiotikum zerstörte Darmflora so schnell wir möglich regenerieren kann. Doch nicht nur eine mehrtägige Einnahme eines Antibiotikums, sondern bereits geringe Mengen ändern das Milieu in einem gesunden Darm und zerstören das sensible mikrobielle Gleichgewicht der Darmflora. Die Einnahme nützlicher Bakterien wirkt der Zerstörung der Darmflora entgegen, indem sie sie wiederaufbauen.

Wie versorgen Sie Ihren Körper mit Probiotika?

Wie Sie sehen, kann die Einnahme von Probiotika die Gesundheit unterstützen und verschiedenen Krankheiten wie eben auch Asthma vorbeugen oder sie lindern.

Fermentierte Lebensmittel Eine Möglichkeit, Probiotika zu sich zu nehmen, sind fermentierte Nahrungsmittel wie Sauerkraut oder Miso (japanische Sojabohnenpaste). Milchsauer vergorene Lebensmittel wie milchsauer eingelegtes Gemüse (Sauerkraut, Mixed Pickles) enthalten probiotisch wirksame Mikroorganismen. Dazu müssen Sie das Sauerkraut aber roh verzehren, andernfalls sterben die nützlichen Mikroorganismen durch die Hitze beim Kochen ab.

> !
>
> Damit die probiotischen Mikroorganismen wirken können, dürfen Sie Sauerkraut nicht kochen.

Probiotische Nahrungsergänzungsmittel bzw. Arzneimittel Eine andere Lösung sind hochwertige Probiotika, die in Form von Kapseln oder Flüssigkonzentrat kurweise eingesetzt werden können. Ich habe einen Selbstversuch mit Kapseln gemacht und schon nach wenigen Tagen eine deutliche Verbesserung gespürt. Mein Allgemeinbefinden und auch das Erschöpfungsgefühl nahmen ab. Auch meine Atembeschwerden wurden gelindert.

!

Einige probiotische Kulturen sind auf ihre Wirksamkeit getestet.

Es gibt eine Handvoll probiotischer Kulturen, die auf ihre nutzbringenden Eigenschaften für die menschliche Gesundheit getestet wurden. Die wichtigsten von ihnen möchte ich hier anführen:

- Bifidobacterium bifidum
- Bifidobacterium longum
- Lactobacillus acidophilus
- Lactobacillus casei
- Lactobacillus rhamnosus

Wie dosieren Sie Probiotika richtig?

Damit probiotische Nahrungsergänzungen wirken, kommt es auf die richtige Dosierung an. Probiotika müssen in ausreichenden Mengen eingenommen werden, damit sie der Gesundheit wirklich von Nutzen sein können. Als allgemeine Faustregel gilt, dass 2 bis 10 Milliarden Mikroorganismen beziehungsweise Koloniebildende Einheiten (KbE oder engl. Colony Forming Unit, CFU) eine schützende und vorbeugende Wirkung haben. Wenn man sich jedoch von einer Krankheit erholen will, sollte man etwa 20 Milliarden Einheiten täglich zu sich nehmen. Vor allem nach der Einnahme von Antibiotika sollte man die Dosierung erhöhen, da Antibiotika unsere Darmflora und damit auch unser Immunsystem enorm schädigen. Am besten eignen sich deshalb Produkte, auf denen eine eindeutige CFU-Dosierung statt lediglich eine Gewichtsangabe der Inhaltsstoffe angeführt wird.

Als Faustregel gilt:

- Zum Schutz und zur Vorbeugung: 2 bis 10 Milliarden CFU täglich
- Zur Darmsanierung: 20 Milliarden CFU täglich

Ich mache regelmäßig nach der Einnahme von Antibiotika eine vierwöchige Kur mit Probiotika (Milchsäurekulturen) und verbessere dadurch mein Immunsystem nachhaltig. Bitte wundern Sie sich nicht, wenn in den ersten Tagen der Einnahme von Milchsäurekulturen in Kapselform ein großes Gerumpel in Ihrem Bauch zu spüren ist. Es kann auch mal zu Durchfall kommen. Dies ist aber nur ein klares Zeichen dafür, dass die Kulturen ihre Arbeit begonnen haben. Es wird auch einige Tage dauern, bis eine „normale Darmtätigkeit" wieder möglich ist. Sie werden aber mit einem deutlich besser funktionierenden Immunsystem belohnt werden.

!

Nicht wundern: Am Anfang kann Ihr Darm mit Rumpeln und Durchfall reagieren.

Nicht unbedingt zu empfehlen sind probiotische Joghurts und ähnliche Milchprodukte, die mit Probiotika angereichert sind. Sind probiotische Joghurts denn schädlich? Jein. An erster Stelle steht leider meist der Profit der Hersteller. Die Produkte, die ständig beworben werden, erfüllen nicht die erforderlichen Ansprüche. Es gibt laut französischer Studien bereits seit längerer Zeit die Erkenntnis, dass gerade diese sogenannten probiotischen Lebensmittel die Darmflora langfristig zerstören.

!

Probiotische Joghurts nutzen wenig und können sogar langfristig die Darmflora zerstören.

Traditionelle Chinesische Medizin: Yin und Yang im Gleichgewicht

In der Traditionellen Chinesischen Medizin (TCM) wird nach Yin und Yang und den fünf Elementen behandelt. Man geht davon aus, dass die beiden Körperenergien Yin und Yang im Gleichgewicht sein müssen. Im Wechselspiel dieser Kräfte entsteht nach chinesischer Denkweise die Lebensenergie Qi. Diese Lebensenergie durchfließt den Körper auf Energiebahnen, den Meridianen. Atemwegserkrankungen können daher nach dieser Lesart verschiedene Ursachen haben. Die TCM fußt auf fünf Säulen: Akupunktur, Kräutertherapie, Diätetik, Tuina (Massage) und Qigong.

!

Ziel ist ein Gleichgewicht der beiden Körperenergien Yin und Yang.

Sie können die Akupunkturpunkte an Ihrem Körper auch selbst durch unterschiedlich starken Druck stimulieren; man spricht dann von Akupressur. Dazu nimmt man meist die Finger oder auch Stäbchen. Durch die einfache Anwendung wird diese Technik, die den Körper ins Gleichgewicht bringen soll, oft für den Hausgebrauch empfohlen. Bei unsachgemäßer Anwendung sind aber auch unerwünschte Wirkungen nicht auszuschließen.

Akupressurpunkte zur Selbstbehandlung bei Asthma

- Lu 9: Punkt auf dem Lungenmeridian, in der Furche der Handgelenkfalte unterhalb des Daumenballens
- Lu 10: Punkt auf dem Lungenmeridian, in der Mitte des Daumenballens
- Di 4: Punkt auf dem Dickdarmmeridian, in dem Dreieck zwischen Daumen und Zeigefinger
- Ni 6: Punkt auf dem Nierenmeridian, fingerbreit unterhalb der Spitze des Innenknöchels am Fuß. Kann sehr gut während des Kutschersitzes (siehe Seite 74) massiert werden

!

Gute Akupunkturärzte finden Sie hier:
Arbeitsgemeinschaft für klassische Akupunktur und TCM
Wisbacher Straße 1
83435 Bad Reichenhall
www.agtcm.de
Tel. 08651 690919

Im Gegensatz zum westlichen Arzt bezieht der TCM-Arzt auch die Zunge und den Puls in die Diagnosefindung ein. Die Behandlung ist immer auf den individuellen Patienten ausgerichtet. Je nach Ursache wird mit Akupunktur, Kräuterrezepturen und individuellen Ernährungsrichtlinien behandelt. Auch die Schröpftherapie oder die Behandlung mit Tuina-Massage kommen zum Einsatz.

Die TCM behandelt sowohl Symptome als auch Ursachen der Erkrankung. Wenn Ihr Asthma bereits mit westlicher Medizin eingestellt wurde, können Sie TCM in Ihre Therapie unterstützend einbeziehen, um z. B. die Nebenwirkungen des Kortisons zu behandeln und zu minimieren.

Eine erfolgreiche TCM-Behandlung setzt eine mehrjährige Erfahrung und hohe Kompetenz des Therapeuten voraus. Der Hausarzt oder Pulmologe (Lungenfacharzt) sollte in die TCM-Behandlung jedoch eingebunden werden. Oft kann nach erfolgreicher TCM-Therapie die Medikation deutlich reduziert oder gar abgesetzt werden – allerdings immer nur in Absprache mit den behandelnden Ärzten.

!

Ärzte mit einer Zusatzqualifikation finden Sie bei:
Deutsche Akademie für Akupunktur
Osserstraße 40
81679 München
Tel. 089 8145252
www.akupunktur.de

Traditionelle indische Medizin: Ayurveda

In der ayurvedischen Medizin geht man von der individuellen körperlichen und geistigen Konstitution des Patienten aus. Die ayurvedische Lehre unterscheidet drei Konstitutionstypen, die auf Sanskrit als Vata-, Pitta- und Kapha-Typ bezeichnet werden, wobei die meisten Menschen Mischtypen sind.

- Vata (Luft) steht für Bewegung.
- Pitta (Feuer) facht den Stoffwechsel an.
- Kapha (Erde und Wasser) steht für Wachstum.

Jedes dieser drei Lebensprinzipien – im Sanskrit „Dosha" ge-nannt – hat besondere Eigenschaften. Den Doshas zugeordnet werden auch Nahrungsmittel, Kräuter, Organe und Gewebe, Symptome und Krankheiten.

Nach der ayurvedischen Lehre entstehen Krankheiten, wenn ein oder mehrere Doshas aus dem Gleichgewicht kommen. Ayurveda-Ärzte gehen davon aus, dass Asthma durch das Kapha- und Vata-Prinzip verursacht wird. Menschen, bei denen diese Doshas in der Konstitution vorherrschen, sind also eher betroffen.

!

Kapha- und Vata-Typen neigen eher zu Asthma.

Bei der ayurvedischen Diagnose und Therapie werden die Ernährungs- und Lebensweise eines Menschen, seine Verdauungskraft, seine Atmung und psychische Verfassung mit berücksichtigt. Die Behandlung erfolgt nach dem Prinzip, die Ursache für die Erkrankung zu meiden und durch gegenteilige Maßnahmen das gesundheitliche Gleichgewicht wieder herzustellen. Unterstützend bei diesem Prozess wirken entspannende ayurvedische Ganzkörper-Ölmassagen mit ausgesuchten Kräuterölen, die den Stoffwechsel anregen und entgiften, sowie das sogenannte Ölziehen. Bei

Letzterem werden große Mengen von Bakterien gebunden. Das Ölziehen hilft bei vielen Krankheiten, z. B. bei Asthma, Kopfschmerzen, Bronchitis, Lungenleiden, Hautentzündungen, Magengeschwüren sowie bei Herz- und Nierenerkrankungen.

Ölziehen zur Entgiftung
Morgens einen Esslöffel Sesam-, Raps- oder Olivenöl auf nüchternen Magen in den Mund nehmen und ca. 10 Minuten durch die Zähne schlürfen. Ausspucken – keinesfalls schlucken! – und gründlich die Zähne putzen.

Wichtig bei der Therapie von Asthma ist die Stärkung des Verdauungsfeuers – im Sanskrit „Agni" – durch eine Ernährungsumstellung auf leicht verdauliche, warme und gut gewürzte Speisen und Getränke. Krankheitsbegünstigende Lebensgewohnheiten wie Spaziergänge bei Wind und Wetter oder Schwimmen in kaltem Wasser müssen aufgegeben werden. Körperliche Übungen aus dem Yoga, vor allem auch die im Yoga praktizierte Atmung „Pranayama" können für Asthmapatienten hingegen wirkungsvoll sein.

Das Ölziehen kann auch bei Asthma. helfen.

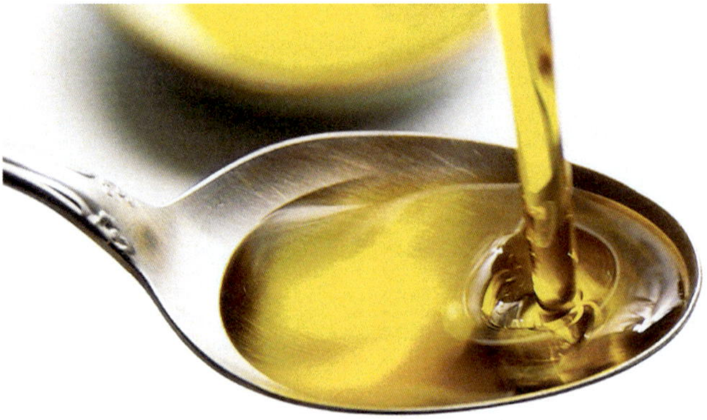

Homöopathie: Ähnliches mit Ähnlichem heilen

Homöopathie ist eine Behandlungsmethode, die auf den ab 1796 veröffentlichten Vorstellungen des deutschen Arztes Samuel Hahnemann beruht. Ihre wichtigste Grundannahme ist das von ihrem Begründer formulierte Ähnlichkeitsprinzip: „Ähnliches soll durch Ähnliches geheilt werden". Das bedeutet, das unverdünnte Heilmittel löst beim Gesunden ähnliche Symptome aus wie die, die beim kranken Patienten durch das homöopathische, also stark verdünnte und potenzierte Mittel geheilt werden sollen.

Um das passende Mittel zu finden, wird der Patient vom Homöopathen genau befragt, um ein möglichst umfassendes Bild der Symptome zu erhalten. Das kann durchaus Geduld erfordern! Manchmal führen schon die ersten fünf Globuli (Milchzuckerkügelchen mit Wirkstoff) oder Tropfen zu einer deutlichen Besserung, manchmal spürt man aber auch erst am dritten oder vierten Tag die Wirkung. Teilweise kann es auch zu einer sogenannten Erstverschlimmerung kommen. Dann sollte man auf keinen Fall die Behandlung abbrechen – sie ist ein Zeichen dafür, dass der Körper auf dieses Mittel anspricht. Die Besserung oder sogar Heilung wird kommen.

Die klassische Homöopathie ist die Medizin der Zukunft, behauptet der griechische Homöopath Georgos Vithoulkas in seinem gleichlautenden Buch, und ich glaube, er hat recht. Medizinischer Fortschritt ist erfolgreich, wenn es um die Behandlung von Unfallfolgen, Organtransplantationen und um Krebsoperationen geht. Ohne Schulmedizin würden wir alle früher sterben und viel mehr leiden. Leider ist sie aber in den seltensten Fällen in der Lage, chronische Erkrankungen wie Asthma, Heuschnupfen, Neurodermitis oder Migräne zu heilen. Was den Betroffenen bleibt, ist ein oft lebenslanger Medikamentenkonsum. Das ist nicht nur sehr kostenintensiv und unproduktiv, sondern bringt oft auch noch Folgeerkrankungen durch Nebenwirkungen mit sich, die dann auch wieder symptomatisch behandelt werden.

!

Homöopathische Arzneimittel sind extrem verdünnt und potenziert, das heißt verschüttelt. Oft enthalten sie nur noch ganz wenige Moleküle der Ursubstanz.

!

Es gibt gute Bücher zu diesem Thema.

Es gibt viele gute Bücher über Homöopathie, die den Weg relativ verständlich aufzeigen. Ich möchte Ihnen hier eine kleine Übersicht über homöopathische Mittel geben, die mir bei meinem Asthma helfen, und hoffe, dass das Richtige für Sie dabei ist.

Bewährte homöopathische Mittel bei Asthma

MITTEL UND POTENZ	DOSIERUNG	INDIKATIONEN
Aconitum D 30	3 x 5 Kügelchen	Alles, was schnell und heftig beginnt
Ambra D 3	3 x 5 Kügelchen	Reizhusten, Asthma
Aralia racemosa D 4	3 x 5 Tropfen	Bronchitis, Krampfhusten
Arsenicum album D 6	3 x 5 Kügelchen	Asthma, Atemnot
Belladonna D 30	3 x 5 Kügelchen	Grippaler Infekt, Fieber
Lachesis D 12	3 x 5 Kügelchen	Asthma, bakterielle Entzündungen
Lobelia D 4	Alle 10 Minuten 5 Tropfen	Bei nächtlicher Atemnot
Natrium sulfuricum D 12	3 x 5 Tropfen	Asthma, Bronchitis, Erkältungen
Spongia D 3	3 x 5 Kügelchen	Reizhusten, Atemnot, Keuchhusten

Einnahme Zwei- bis dreimal täglich 5 bis 8 Globuli unter der Zunge zergehen lassen.

Bitte beachten Sie: Sie sollten eine Stunde vorher und nachher nichts essen und möglichst keinen Kaffee trinken. Durch diese Maßnahme wird die Wirkung der Mittel optimiert.

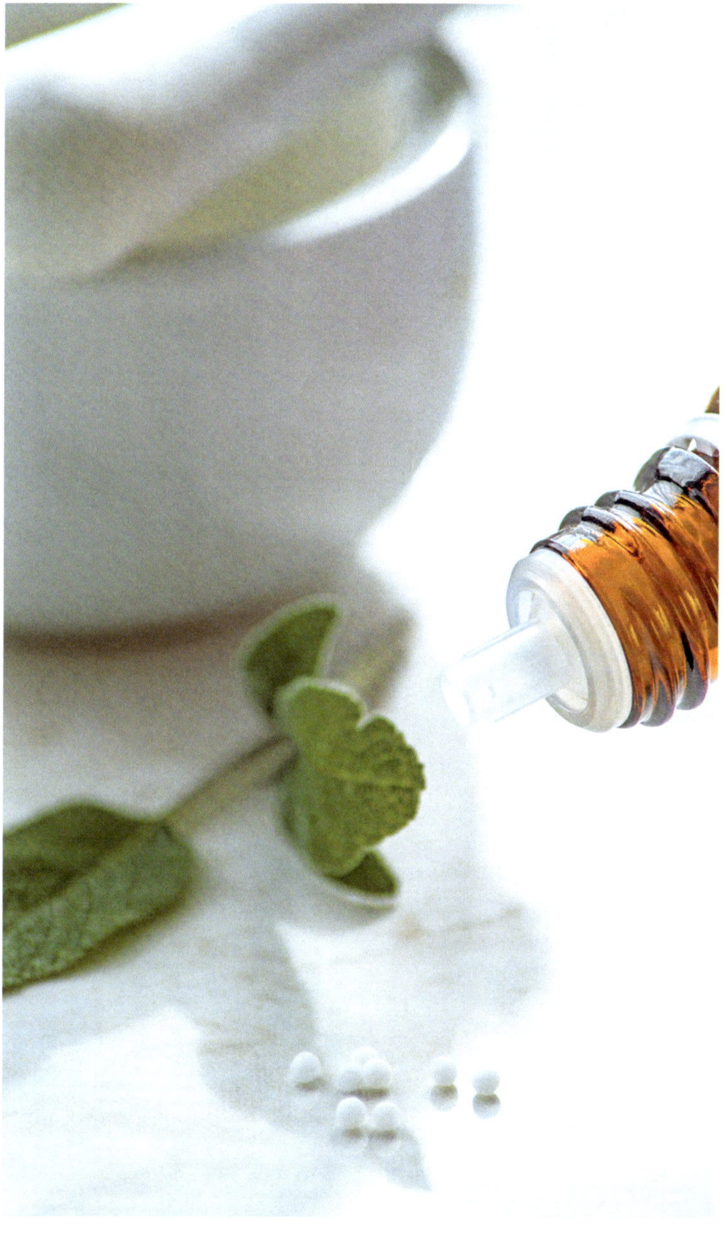

Zwei- bis dreimal täglich 5 bis 8 Globuli unter der Zunge zergehen lassen.

Schüßler-Salze: die Balance der Mineralstoffe

Dr. Wilhelm Heinrich Schüßler entwickelte im 19. Jahrhundert diese biochemische Heilweise. Am bekanntesten sind die nach ihm benannten Schüßler-Salze. Dabei handelt sich es sich um Mineralsalze, die das fehlende Gleichgewicht der Mineralstoffe in den Körperzellen wieder herstellen sollen; dieses ist nach Schüßlers Meinung die Ursache für viele verschiedene Krankheiten. Schüßler fand heraus, dass sich die Mineralsalze jedoch nicht in ihrer ursprünglichen Form anwenden lassen, da sie so von den einzelnen Körperzellen nicht aufgenommen werden können. Er entdeckte das Verfahren der Potenzierung: In dieser stark verdünnten Form können die Salze durch Magen und Verdauungstrakt ins Blut übergehen und gelangen dadurch zu den einzelnen Körperzellen. Deren Wände können sie durchdringen und so von den Zellen aufgenommen werden.

Schüßler entwickelte insgesamt zwölf sogenannte Funktionsmittel. Dies sind die eigentlichen Schüßler-Salze. Hinzu kommen noch 15 weitere Salze, die von seinen Schülern nach seinem Tod entdeckt und als Heilmittel weiterentwickelt wurden. Bei diesen Salzen spricht man heute von Ergänzungssalzen. Für Menschen mit Atemwegserkrankungen sind die folgenden Salze relevant:

Bewährte Schüßler-Salze bei Asthma

Nr. 2: Calcium phosphoricum Bei allergisch bedingtem Asthma fehlt dem Körper meistens dieses Salz. Der Mangel steigert die Krampfbereitschaft des Körpers, was im Bereich der Bronchien zu Krampfhusten führen kann.

Nr. 3: Ferrum phosphoricum Dieses Salz unterstützt den Sauerstofftransport und schleust Allergene schneller aus dem Körper bzw. aus den Atemwegen. Es kann bei längerer Einnahme die Atemwege unter Umständen auch etwas resistenter gegen das Allergen machen.

Nr. 4: Kalium chloratum Dies ist ein wichtiges Mineralsalz für die Bronchien, da es die Ausscheidung des Schleims unterstützt und den Faserstoff des Bronchialschleims flüssig hält, was einem „verschleimten Husten" entgegenwirkt.

Nr. 5: Kalium phosphoricum Handelt es sich bei der Asthma-Erkrankung um nervöses Asthma, so hilft dieses Salz. Kalium phosphoricum ist der Betriebsstoff für das Lezithin, das als wichtige Substanz für die Nerven gilt.

Nr. 6: Kalium sulfuricum Das Salz spielt eine große Rolle bei der Bildung der obersten Schicht der Schleimhäute in den Bronchien. Bei einem Mangel kann der Lungenschleim in den Bronchien nicht mehr ordentlich verflüssigt werden, was der Entstehung von Asthma entgegenkommt.

!

Trinken Sie möglichst viel bei Einnahme des Schüßler-Salzes Nr. 6, da der Körper hierdurch angeregt wird, Schadstoffe aus den Zellen hinauszuschleusen.

Nr. 7: Magnesium phosphoricum Die „Heiße 7" lockert und entspannt die Bronchialmuskulatur.

So nehmen Sie die „Heiße 7" ein

7 bis 10 Tabletten Schüßler-Salz Nr. 7 in eine Tasse geben, heißes Wasser auffüllen. Nach kurzer Zeit lösen sich die Tabletten auf.
Mit einem Holz- oder Plastiklöffel umrühren, keinesfalls mit einem Metalllöffel. Alle 2 bis 5 Minuten einen Schluck trinken.
Die Lösung kurze Zeit im Mund behalten, um den Wirkstoff schon über die Mundschleimhäute aufzunehmen. Vor jedem Schluck umrühren.

Nr. 8: Natrium chloratum Das Salz reguliert die Säfte im Körper und kümmert sich somit auch um die richtige Befeuchtung in den Bronchien.

Nr. 10: Natrium sulfuricum Damit die Schadstoffe vom Körper besser ausgeschieden werden können und es zu keinem Schadstoffstau im Organismus kommt, sollte unbedingt noch dieses Schüßler-Salz dazugegeben werden.

Nr. 19: Cuprum arsenicosum Das Krampfmittel unter den Schüßler-Salzen wirkt dem krampfartigen Zusammenziehen der Bronchialmuskulatur (Bronchospasmus) entgegen.

Nr. 21: Zincum chloratum Es unterstützt den Zellstoffwechsel, was sich generell auch positiv bei einer Schwellung der Bronchialschleimhaut auswirken kann.

Nr. 24: Arsenum jodatum Das Salz stärkt die serösen Häute der Lunge und unterstützt die Abwehrbereitschaft des Körpers gegenüber Allergenen. Wichtig: Bitte nur in der D 12 anwenden, nicht in der D 6!

Einnahme Ganz nach Belieben können Sie entweder die passenden Salze – maximal drei Salze zur gleichen Zeit – oder nur ein einzelnes der vorgeschlagenen Salze auswählen. In der Regel nimmt man drei- bis sechsmal täglich 1 bis 3 Tabletten. Die Tabletten einzeln einnehmen und langsam im Mund zergehen lassen.

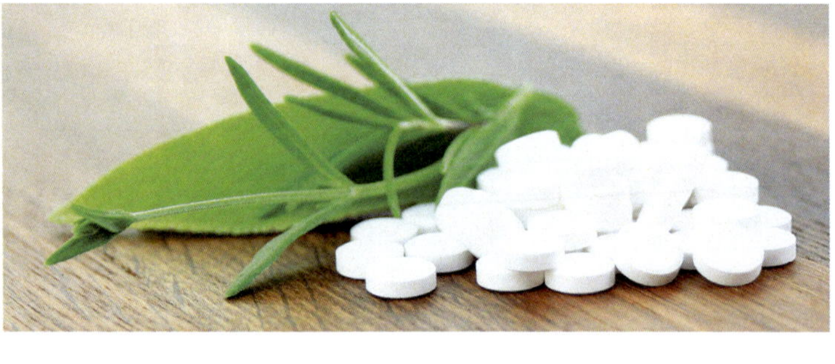

Schüßler-Salze werden in der Regel als Tabletten eingenommen.

Bach-Blütentherapie: den Körper über die Seele heilen

Bach-Blüten wurden nach ihrem Entdecker Dr. Edward Bach (1886–1936) benannt. Die Bach-Blütentherapie basiert auf der Idee, dass die gebundene Energie von Blüten eine ausgleichende Wirkung auf psychische Zustände des Menschen hat. Durch diese Wirkung auf die Seele können häufig auch körperliche Symptome gebessert werden.

Die Bach-Blütentherapie geht bei Asthma von der Annahme aus, dass auf psychologischer Ebene Ängste eine gewisse Rolle spielen. Im Rahmen der Behandlung werden folglich diejenigen Blüten unterstützend eingesetzt, die Ängste nehmen sollen.

> **!** Insgesamt gibt es 39 Bach-Blüten, die über die Seele auch auf den Körper wirken.

Nr. 2: Aspen, und Nr. 20: Mimulus Diese Blüten helfen dem Patienten, sich seinen Ängsten zu stellen, mit diesen zurechtzukommen und (wieder) Vertrauen zu fassen.

> **!** Bach-Blüten haben einen psychologischen Blick auf die Krankheit.

Nr. 26: Rock Rose Dieses Mittel leistet in Paniksituationen und in Extremsituationen Beistand und macht insgesamt das Nervenkostüm stabiler.

Nr. 19: Impatiens Bei nervösem Asthma ist diese Bach-Blüte hilfreich. Sie trägt dazu bei, vorhandene Nervosität, Reizbarkeit und Ungeduld zu unterbinden, und sorgt wieder für mehr Ruhe und Ausgeglichenheit. Dies wirkt sich unter Umständen bei einer längeren Einnahme der Blüte generell positiv auf körperliche Krampfzustände wie auch Bronchialkrämpfe aus.

Nr. 39: Rescue Remedy Die Notfalltropfen sind eine Mischung aus Cherry Plum, Clematis, Impatiens, Rock Rose und Star of Bethlehem. Bei einem akuten Anfall können sie zusätzlich zur medizinischen Notfallbehandlung gegeben werden. Cherry Plum hilft gegen die Angst, die Kontrolle über sich zu verlieren, Clematis gegen Bewusstlosigkeit und Star of Bethlehem gegen Schock und Betäubung.

Nicht jeder spricht auf die Bach-Blütentherapie an, unterstützend ist sie aber auf jeden Fall einen Versuch wert. Ich möchte hier jedoch ausdrücklich darauf hinweisen, dass eine alleinige Behandlung mit Bach-Blüten im Akutfall niemals ausreicht und die schulmedizinische Behandlung unbedingt notwendig ist.

Mit Bach-Blüten können Sie sich gefahrlos selbst behandeln, Sie können aber auch einen Bach-Blütentherapeuten aufsuchen. Es gibt sie als Tropfen und Globuli (Zuckerkügelchen), die Rescue Remedy auch als Bonbons, Kaugummi, Tee und Creme.

> **!** Bach-Blüten sind sehr gut zur Selbsthilfe geeignet.

Einnahme Globuli: Dreimal täglich ein Globulus, Rescue Remedy dreimal täglich 2 Globuli.

Tropfen: 2 Tropfen des Blütenkonzentrats (Stockbottle) in ein Glas stilles Wasser geben und über den Tag verteilt trinken.

Für eine kurmäßige Einnahme empfiehlt sich die Medizinfläschchen-Methode: In ein Apothekerfläschchen mit 30 Milliliter Fassungsvermögen 10 Milliliter Brandy oder Weinbrand, 20 Milliliter stilles Wasser und jeweils 2 Tropfen des benötigten Blütenkonzentrats (Stockbottle) füllen und gut mischen. Diese Mischung ist ca. 6 Wochen haltbar.

Für einen vitalen Körper: die Zitronen-Knoblauch-Kur

Die Zitronen-Knoblauch-Kur wende ich regelmäßig an, um den Körper zu regenerieren.

Zubereitung 30 Knoblauchzehen sowie 5 unbehandelte Zitronen komplett mit Schale und Kernen portionsweise im Mixer pürieren und mit einem Liter gutem Wasser aufsetzen. Sollte die Masse zu fest sein, etwas Wasser nachgießen. Die dicke Flüssigkeit langsam in einem Topf zum Kochen bringen (nur einmal kurz aufwallen lassen). Das Ganze absieben und heiß in ein oder zwei Glasflaschen füllen. Verschließen und kühl aufbewahren.

!

Regenerieren Sie Ihren ganzen Körper!

Einnahme Zweimal täglich ein bis zwei Esslöffel vor oder nach der Hauptmahlzeit trinken. Dies praktiziert man 3 Wochen lang, macht dann 7 Tage Pause und beginnt erneut. Bei Bedarf kann man die Kur auch zwei- bis dreimal im Jahr wiederholen.

Schon nach 3 Wochen spüren Sie eine Regeneration des ganzen Körpers, auch der Lunge. Verkalkungen, wie sie bei älteren Menschen naturgemäß vorhanden sind, und deren Nebenerscheinungen, z.B. beim Sehen und Hören, gehen zurück oder beginnen ganz zu verschwinden. Das Gehirn kommt wieder in Schwung. Man kann auch nachts wieder gut schlafen. Selbst Ohrgeräusche werden schwächer bzw. verschwinden.

Von dem oft als unangenehm empfundenen „Duft" des Knoblauchs spürt niemand etwas – ich habe mehrere Menschen mit guten Nasen gefragt. Die antibakterielle Wirkung des Knoblauchs und die entkalkenden Eigenschaften der Zitrone sowie die natürliche Vitamin-C-Zufuhr kommen dagegen voll zur Geltung.

Falls am ersten Tag Müdigkeit, Kopfschmerzen und andere Beschwerden auftreten, ist das nur ein Zeichen dafür, dass die Wirkung einsetzt und sich etwas im Körper tut. Belohnt wird man aber spätestens am dritten Tag durch eine Vitalität, die schon fast vergessen war.

Ich möchte hier noch einmal ausdrücklich darauf hinweisen, dass diese alternativen Heilmethoden kein Ersatz für eine medikamentöse Therapie bei Asthma sind. Sie können diese aber hilfreich unterstützen.

!

Gerade für Kinder ist naturbelassenes Essen besonders wichtig.

Die richtige Ernährung bei Asthma

Die Säulen einer gesunden Ernährung

Ganz wichtig für Menschen mit Atemwegserkrankungen ist, dass sie Lebensmittel, die Farbstoffe enthalten, möglichst von ihrem Speiseplan streichen. Dazu gehören farbige Limonaden, Suppen, Saucen und Süßigkeiten. Auch Glutamat in Saucen und Tütensuppen sowie Fertiggerichte voller Konservierungsmittel können bei Asthmatikern Asthmaanfälle auslösen.

Auf dieser Basis habe ich gute Erfahrungen mit diesen drei Ernährungsgrundsätzen gemacht:

- Ich meide, soweit es geht, Fertigprodukte und esse naturbelassene Lebensmittel.
- Ich ernähre mich möglichst basisch ausgeglichen.
- Ich schränke meinen Fleischkonsum ein.

Eigentlich haben wir alle schon so viel über gesunde Ernährung gehört und gelesen, dass es überflüssig erscheint, hier noch einmal darauf einzugehen. Ich tue es trotzdem, denn wie oft habe ich schon Einwände gehört wie „Aber Geflügelfleisch ist doch gesund“ oder „Ich weiß gar nicht, wie man im Alltag gesund isst“. Die immer wiederkehrenden Lebensmittelskandale rütteln uns in regelmäßigen Abständen kurzfristig auf. Dann aber wird der Rinderwahnsinn, die Schweinepest, Antibiotika im Schweinefleisch und Dioxin in Eiern verdrängt und man glaubt, es wird einen schon nicht persönlich treffen.

Sicherlich ist unter diesen Bedingungen gesunde Ernährung nicht gerade einfach, aber trotzdem möglich. Und wenn wir weniger Fleisch essen würden, ginge es nicht nur uns, sondern auch den Tieren besser. Doch das nur am Rande.

Gesunde Ernährung bedeutet in erster Linie, dem Körper das zuzuführen, was er auch verwerten kann und was ihm dabei hilft, alle Funktionen optimal aufrechtzuerhalten. Möglichst naturbelassene, nicht chemisch und optisch aufgeputschte Lebensmittel zu verwenden. Wem nützt der rosa, lecker aussehende Erdbeerjogurt, wenn keine einzige Erdbeere darin ist, sondern nur Farbstoff, Zucker und irgendwelche uns Verbrauchern unbekannten Aromen, mit denen der Körper nichts anfangen kann? Dieser Joghurt verdient den Namen „Lebensmittel" wirklich nicht, denn er hilft nicht, zu leben. Weniger ist hier oft mehr, denn wenn mehr als 30 Zutaten in ein einfaches Gericht kommen (inklusive E-Nummern), dann hat das nichts mehr mit natürlicher Ernährung zu tun. Die

Die Ernährungspyramide zeigt, wie eine ausgewogene, naturbelassene Ernährung aussieht. Auch wichtig: Viel Wasser trinken!

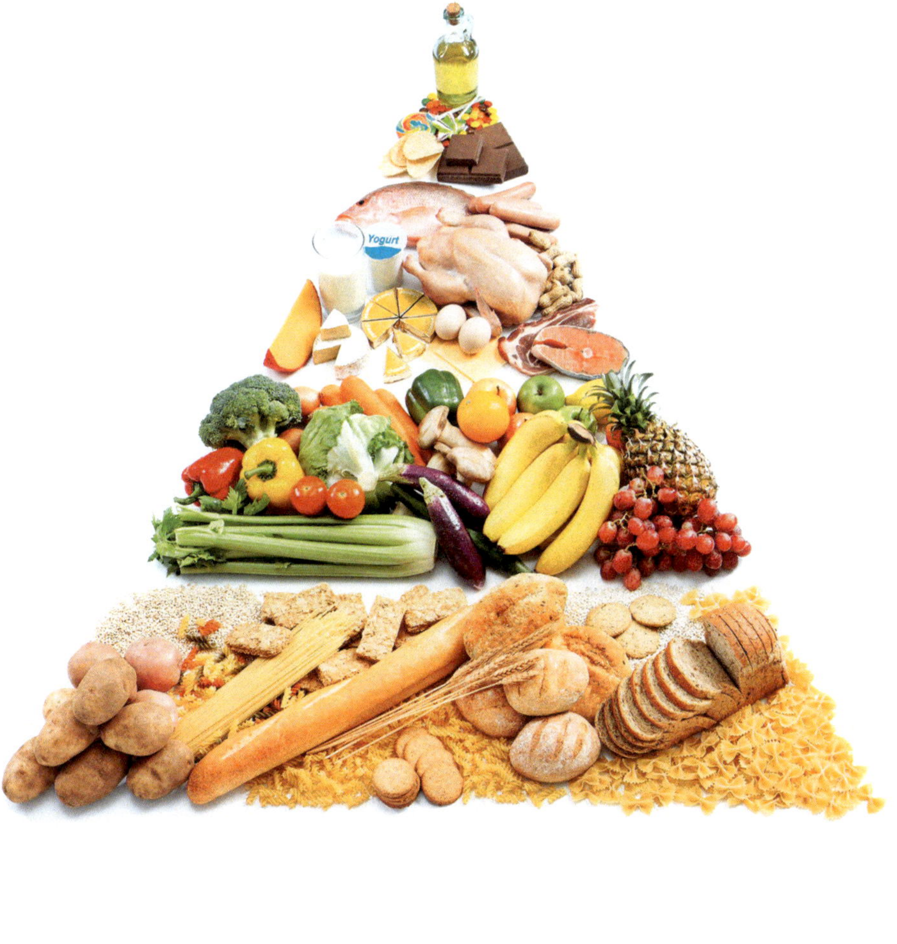

!

Die alte Volksweisheit hat recht: Du bist, was du isst.

Volksweisheit „Du bist, was du isst“ sollten wir uns immer mal wieder ins Gedächtnis rufen.

Zu einer gesunden Ernährung gehören:

- Gemüse, Salate, Obst
- Vollwertige Getreideprodukte, z. B. Brot, Nudeln, Kartoffeln, Naturreis
- Kaltwasserfische oder Seefische, z. B. Barsch, Kabeljau, Forelle, Heilbutt, Tintenfisch
- Kalt gepresste Öle, z. B. Olivenöl, Raps-, Erdnuss-, Sesam-, Walnuss-, Distel-, Sonnenblumenöl
- Milch und Milchprodukte, Wasser und Kräutertees

Zusammengefasst heißt das: Die Nahrung sollte aus guten Kohlenhydraten, Eiweiß und mehrfach ungesättigten Fettsäuren (z. B. kalt gepresste Öle) bestehen. Ich habe hier eine Ernährungspyramide aufgezeigt, die Ihnen eine gute Übersicht gibt:

- Wasser steht im Zentrum unserer Ernährung, weil unser Körper hiervon mengenmäßig am meisten benötigt. Eine ausreichende Flüssigkeitszufuhr ist entscheidend für ein gutes Funktionieren der Organe, des Stoffwechsels, der Verdauung und der Konzentrationsfähigkeit. Trinken Sie mindestens 1,5 bis 2 Liter pro Tag. Bevorzugen Sie dabei ungesüßte Tees und energiearme Getränke. Für Asthmatiker hat es sich bewährt, warme Heilkräutertees zu sich zu nehmen. Sie wärmen die Atmungsorgane und die Kräuter helfen heilen bzw. die Beschwerden zu lindern. Es gibt in Apotheken und Reformhäusern sehr leckere Teemischungen. Viele leckere und sehr heilsame Teerezepte finden Sie auch auf Seite 55.
- Pflanzliche Lebensmittel sollten neben den Getränken den Hauptteil unserer Ernährung ausmachen – etwa drei Viertel der verzehrten Lebensmittelmenge sollte aus dieser Gruppe stammen. Diese Lebensmittel sind wichtig für die Versorgung

des Körpers mit Kohlenhydraten, Ballaststoffen, Vitaminen, Mineralstoffen und sekundären Pflanzenstoffen.
- Knapp ein Viertel sollten hochwertige Eiweißprodukte sein und nur ein kleiner Teil aus Fetten bestehen (darunter fällt leider auch Schokolade).

Es ist völlig klar, dass man es nicht immer schafft, sich an diese Regeln zu halten, aber je öfter wir es uns gelingt, desto gesünder leben wir.

Ganz wichtig: das Säure-Basen-Gleichgewicht

In unserem Körper finden fortlaufend chemische Prozesse statt. Stoffwechsel, Muskelarbeit und Nervenübertragungsprozesse wären ohne sie nicht möglich. Sie sind dabei an ein bestimmtes Milieu gebunden, das heißt, saure und basische Stoffe müssen in einem Gleichgewicht sein. Ist das nicht der Fall, kommt es zu einer für den Körper ungünstigen Stoffwechsellage. Die Folgen: Müdigkeit, Schlappheit und insgesamt eine geschwächte Gesundheit. Auch bestehendes Asthma kann sich verschlimmern.

!

Ein Säure-Basen-Ungleichgewicht kann Asthma verschlimmern.

Grund für die starke Säurebelastung des Körpers sind Nahrungsmittelüberfluss und unsere Ernährungsgewohnheiten. Vor allem der Anteil an säurebildenden Lebensmitteln ist recht hoch. Gleichzeitig nehmen wir eher wenig ausgleichende basische Nährstoffe auf. Eine Ernährungsumstellung auf eine ausgewogene Ernährung mit einem Schwerpunkt auf basenreichen Lebensmitteln kann zu einer Verbesserung Ihres Gesundheitszustandes führen und Ihr allgemeines Wohlbefinden erhöhen.

Es gibt eine Reihe guter Bücher, die intensiver auf eine Ernährung eingehen, die das Säure-Basen-Verhältnis ausgleicht. Hier gebe ich Ihnen nur eine kleine Übersicht über Säurebildner und basische Lebensmittel, damit Sie sehen, worauf es bei dieser Ernährung im Prinzip ankommt.

!

Im Internet finden Sie kostenlose Säure-Basen-Tabellen.

Säurebildend sind unter anderem:

- Fleisch und Eier
- Fische und Schalentiere
- Milch und Milchprodukte
- Hülsenfrüchte
- Spargel, Rosenkohl, Artischocken
- alle Nüsse außer Mandeln
- Getreide und Getreideprodukte aus Weißmehl
- Zucker, Eis, Honig, Süßigkeiten
- gehärtete, raffinierte Fette und Öle, tierische Fette
- kohlensäurehaltige Getränke
- Kaffee und schwarzer Tee
- Alkohol

Basisch sind hingegen:

- alle Gemüse und Salate, Kartoffeln
- die meisten Obstsorten
- Kräuter und Sprossen
- Mandeln und Samen
- Vollkornprodukte

Sie sollten also darauf achten, dass Sie den Anteil an basischen Lebensmitteln erhöhen und dafür den Anteil an säurebildenden reduzieren.

Ist Ihr Körper übersäuert?

Es gibt eine einfache Möglichkeit zu testen, ob Ihr Organismus übersäuert ist. Besorgen Sie sich sogenannte pH-Indikator-Streifen und bestimmen Sie den pH-Wert Ihres Morgenurins. Liegt er unter 7,0, ist Ihr Körper übersäuert und Sie sollten Ihre Ernährung umstellen.

Auf ein gesundes Körpergewicht achten

Zunächst einmal möchte ich bei diesem Thema darauf hinweisen, dass für Asthmatiker das sogenannte Normalgewicht am gesündesten ist. Wenn man älter ist, dürfen es auch ein paar Kilos mehr sein, denn davon kann man dann bei einem Infekt zehren. Vor Übergewicht allerdings möchte ich hier ausdrücklich warnen. Es erhöht das Risiko, an Asthma zu erkranken, und kann ein bestehendes Asthma sogar verschlimmern.

!

Jedes Kilo zu viel belastet nicht nur Herz und Kreislauf, sondern auch die Atmung.

Studien belegen, dass eine Asthmaerkrankung nicht nur durch Rauchen, sondern auch durch Fettleibigkeit verstärkt werden kann. Mediziner vermuten, dass das Fettgewebe bestimmte Botenstoffe bildet, die dann vermehrt ins Blut ausgeschüttet werden und dadurch die Krankheit verschlimmern. So haben etwa die Hälfte der übergewichtigen Asthmatiker unter schwerem Asthma zu leiden, während dies unter Normalgewichtigen nur bei 19 Prozent der Fall ist. Jedes Kilo zu viel belastet nicht nur das Herz-Kreislaufsystem, sondern auch das Atmungssystem.

Bei Asthmatikern kommt noch hinzu, dass sie wegen ihres höheren Körpergewichts grundsätzlich mehr Atemarbeit als Normalgewichtige leisten müssen. Außerdem sind sie meist auch untrainierter, sodass ihre geschwächte Atemmuskulatur von vornherein weniger leistungsfähig ist.

!

Steuern Sie bei überflüssigen Pfunden möglichst früh gegen.

Mit einer gesunden, ausgewogenen Ernährung sind Gewichtsprobleme eigentlich kein Problem. Wenn aber bei Ihnen durch Medikamente, etwa Kortison, oder Veranlagung Gewichtsprobleme auftreten, sollten Sie möglichst früh gegensteuern. Im Folgenden gebe ich Ihnen ein paar Tipps, wie Sie das bewerkstelligen.

Wassereinlagerungen vermeiden

Gegen die Wassereinlagerungen habe ich es mit entwässernden Tees wie Brennnesseltee oder auch Grüntee versucht. Die Wirkung von Brennnesseltee ist aber meistens besser. In Apotheken und Drogerien bekommt man auch spezielle Entwässerungstees. Und eine salzarme Ernährung hilft ebenfalls, dass sich nicht so viel Wasser einlagert. Würzen Sie Gerichte besser mit Kräutern und Gemüsebrühe als mit Salz.

Heißhunger austricksen

Kortison – besonders in höheren Dosierungen und dauerhaft genommen – löst oft fiese Heißhungerattacken aus. Manchmal kann man dieses Verlangen durch Trinken austricksen. Wasser füllt den Magen und wenn ich mich dann mit etwas beschäftige, was meine ganze Aufmerksamkeit beansprucht – z. B. ein längeres Telefonat mit einer Freundin, ein Spaziergang in der Natur (wo es keinen Bäcker gibt) oder ein spannendes Spiel am PC –, hilft das manchmal über den Heißhunger hinweg. Jeder muss da seinen Weg finden, wie er sich selbst am ehesten überlisten kann. Leider habe ich auch nicht immer Erfolg.

!

Manchmal hilft es, die Aufmerksamkeit auf andere Dinge zu lenken.

Aus der Traditionellen Chinesischen Medizin kenne ich einen Punkt in der Kerbe zwischen Nase und Oberlippe, den man leicht massieren kann, um den Heißhunger auszuschalten. Versuchen Sie es einfach mal, wenn die nächste Attacke losgeht. Aber nicht zu fest drücken, sondern nur leicht massieren.

Kalorien verbrennen durch Sport

Jeder weiß, dass die Energie, die wir durch unsere Nahrung aufnehmen, nicht immer vollständig verbraucht wird. Die überflüssige Energie speichert der Körper dann für schlechte Zeiten als Fettreserve. Da es bei uns aber kaum schlechte Zeiten, das heißt Hungersnot gibt, wollen und brauchen wir diese Reserven nicht mehr.

!

Die Zeiten sind vorbei, als unser Körper Fett für Hungersnöte speichern musste.

Die einfachste Methode, die überschüssige Energie zu verbrauchen, ist Sport. Je nach Schweregrad des Asthmas hilft da Laufen oder Nordic Walking, Schwimmen, Radfahren oder der gerade für Asthmatiker geeignete Lungensport. Holen Sie sich im folgenden Kapitel Anregungen dazu.

Nach dem Sport sollten Sie sich aber keine reichhaltige Mahlzeit gönnen, sondern Ihre Mineralstoffdepots auffüllen. Das geht sehr wohltuend mit Apfelschorle oder einem guten Mineralwasser. Beides enthält wenig bis keine Kalorien und der Verbrennungsmotor kann auch noch eine Weile nach dem Sport die überschüssige Energie verbrauchen.

Tipps zum Abnehmen

Gerade Menschen mit Asthma sollten auf ihr Gewicht achten, damit die Anstrengungen, die Atemnot auslösen können, nicht unnötig größer werden. Abnehmtipps und -rezepte findet man in fast jeder Zeitschrift. Deshalb hier nur ein paar allgemeine Tipps.

- Verzichten Sie weitgehend auf weißen Zucker, Weißmehl und tierisches Fett.
- Essen Sie viel frisches Gemüse, Obst und Salat.
- Achten Sie auf eine ausgewogene Ernährung.
- Essen Sie weniger Salz.
- Essen Sie Vollkornprodukte.
- Trinken Sie nur ungezuckerten Tee und Mineralwasser oder Obstsaftschorlen.

Die alte Regel – Speise morgens wie in Kaiser, mittags wie ein König und abends wie ein Bettelmann – hat aber auch heute noch Gültigkeit. Die reichhaltigste Mahlzeit sollte morgens sein, da man sich ja tagsüber noch viel bewegt, somit also auch mehr Kalorien verbrennt. Mittags sollten Sie möglichst eine warme Mahlzeit einnehmen. Abends hingegen werden wir ruhiger, schauen fern, sitzen am PC, lesen oder treffen uns mit lieben Menschen. Da sollte die Kalorienzufuhr dem Kalorienverbrauch angepasst sein. Insgesamt sollte aber die Energiebilanz nicht überschritten werden.

!

Speise morgens wie ein Kaiser, mittags wie ein König und abends wie ein Bettelmann.

Sind Sie übergewichtig?

Früher berechnete man den BMI (Body-Mass-Index, Körpergewicht in Kilogramm geteilt durch Körpergröße in Quadratmetern), um festzustellen, ob man zu dick ist. Davon ist man heute wieder abgekommen. Stattdessen kommt es jetzt auf die Taille bzw. den Bauchumfang an, da der Speck um die Leibesmitte am gefährlichsten ist. Diese Grenzwerte für den Taillenumfang sollten Sie nicht überschreiten:

- Frauen: 85 bis 90 Zentimeter
- Männer: ca. 100 Zentimeter

Die Grenzwerte sind relativ unabhängig von der Körpergröße. Falls Sie darüber liegen, sollten Sie ein paar Pfunde verlieren.

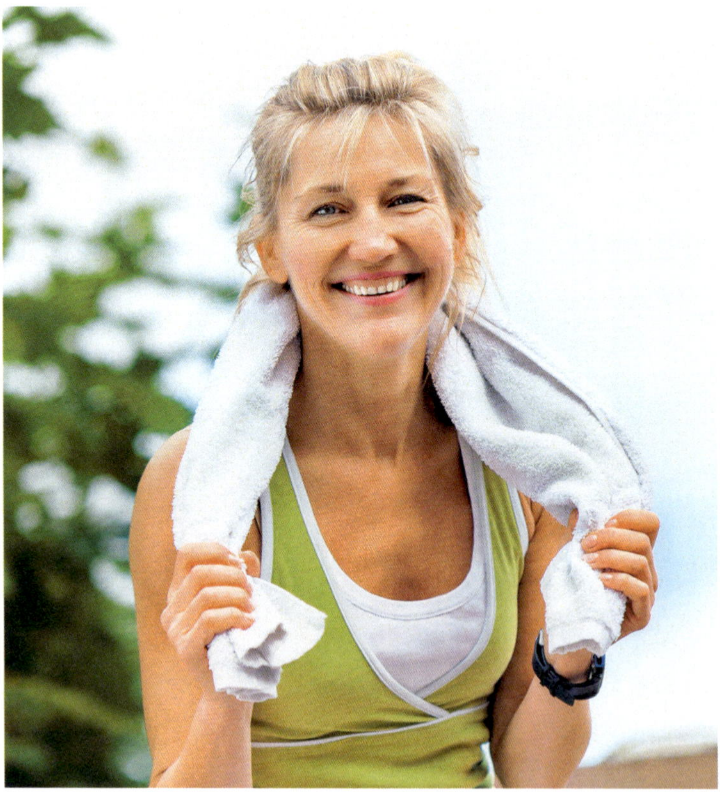

Bewegung, Bewegung!

Auch der beste Motor läuft irgendwann nicht mehr, wenn er nicht regelmäßig bewegt wird. Genauso ist es auch mit unserem Körper. Alle Organe bauen ab, wenn sie nicht trainiert werden. Das gilt besonders für die Lunge und das Herz, aber auch für Muskeln und Gelenke. Es muss gar kein Leistungssport sein, aber bei Atemwegserkrankungen etwa wirken regelmäßige Atemübungen und Spaziergänge erstaunlich schnell. Mit einfachen Bauchatmungsübungen, die Sie überall und jederzeit machen können, erzielen Sie in kürzester Zeit eine deutliche Besserung Ihrer Beschwerden.

!

Wer rastet, der rostet. Das gilt auch für die Lunge!

Warum Bewegung auch für Asthmatiker so wichtig ist

Viele Lungenkranke glauben, dass Sport für sie nicht möglich ist, weil sie bei Anstrengungen schnell kurzatmig werden. Klinische Untersuchungen haben jedoch ergeben, dass sich ein guter Trainingszustand günstig auf die Erkrankung auswirkt. Regelmäßiges Training verbessert die Lungenfunktion bei jedem Menschen. Auch bei Asthmatikern und COPD-Erkrankten steigt die Reizschwelle für das Auftreten etwa eines Asthmaanfalls. Gerade Personen mit einer entsprechenden Veranlagung oder einer bereits chronischen Lungenerkrankung können mit Bewegung ihr Befinden erheblich verbessern.

Ziel des Trainings sollte sein, dass Atemwegserkrankte unbeschwert und maßvoll sportlich aktiv sein können. Die Voraussetzung dafür ist eine gute medikamentöse Behandlung, welche dem Schweregrad der Krankheit entspricht. Ausdauersportarten mit gleichmäßigen, wiederkehrenden Bewegungsabläufen wie Radfahren, Schwimmen oder Laufen sind dann zu bevorzugen, wenn die allgemeine Ausdauer verbessert und die Atmung bzw. die Atemwegserkrankung beeinflusst werden soll. Die anzustrebende Pulsfrequenz sollte 60 bis 70 Prozent der maximalen

!

Immer dran denken: Wärmen Sie sich vor dem Sport gründlich auf.

Herzfrequenz sein (wenn Ihre höchste Pulsfrequenz z. B. 140 beträgt, sollte die Trainingsfrequenz zwischen 84 und 98 liegen). Trainingseinheiten von etwa 20 bis 30 Minuten sollten Atemwegserkrankte mindestens zweimal bis höchstens fünfmal pro Woche absolvieren. Besonders wichtig ist es hier, sich vor den sportlichen Belastungen gründlich aufzuwärmen. Ein zu schneller Belastungsbeginn kann nämlich dazu führen, dass sich die Atemwege verengen. Im ungünstigsten Fall kommt es bei Betroffenen dann zu Hyperventilation und Atemnot oder sogar zum Asthmaanfall.

Grundsätzlich können alle Menschen mit Asthma – auch Kinder und Jugendliche – Sport treiben, sofern sie bestimmte Regeln beachten. Die wichtigste lautet: Vor jedem Training vorbeugend eine Dosis eines schnell wirkenden bronchienerweiternden Medikaments (Bedarfsmedikament oder „Notfallspray“, kurzwirksames Beta-2-Sympathomimetikum) inhalieren. Dann lässt sich ein fast normales Ausdauersport-Programm ohne Weiteres absolvieren. Die richtige Sportart ist für Asthmatiker ein gutes Mittel, um die Krankheit zu stabilisieren.

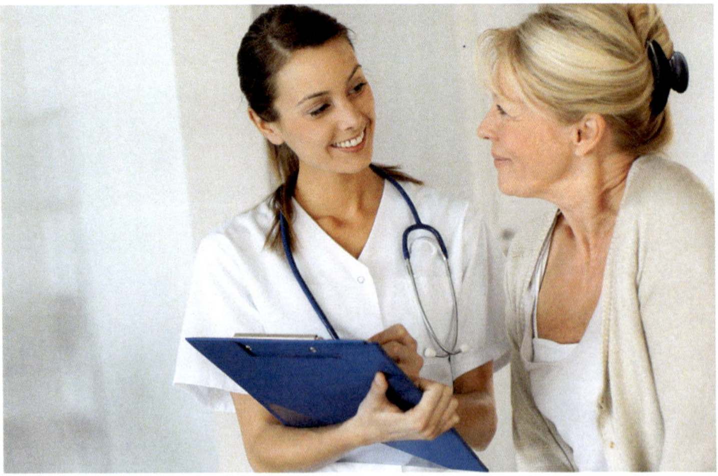

Jeder Patient sollte sich gründlich untersuchen lassen, bevor er mit dem sportlichen Training beginnt.

Die frühere Empfehlung, dass Asthmatiker nur schwimmen oder eine Art Intervalltraining absolvieren dürfen, ist überflüssig geworden, weil es heute sehr wirksame Medikamente zur Therapie und Vorbeugung von Asthma gibt. Allerdings sollte sich jeder Patient gründlich untersuchen lassen, bevor er mit dem sportlichen Training beginnt. Dazu gehört auch ein ergometrischer Belastungstest.

!

Heute dürfen Sie als Asthmatiker mehr Sportarten ausüben als nur Schwimmen oder Intervalltraining. Lassen Sie sich aber vorher untersuchen.

Was beim Sport zu beachten ist

- Die Erkrankung muss ausreichend und stabil behandelt sein.
- Der Patient muss geschult sein und seine Notfallmedikamente immer griffbereit mit sich führen.
- Vor der Belastung durch den Sport ein bis zwei Hübe vom Notfall- bzw. Bedarfsspray inhalieren.
- Die sportliche Tätigkeit muss jederzeit abgebrochen werden können, ohne dass der Asthmatiker oder die Begleitperson gefährdet wird.
- Es ist darauf zu achten, dass die Schultern locker unten bleiben. (Asthmatiker neigen dazu, bei beginnender Luftnot unbewusst die Schultern hochzuziehen.)
- Im Notfall muss ärztliche Hilfe in angemessener Zeit zur Stelle sein.

Speziell für Sie: Lungensport

Sehr zu empfehlen ist Lungensport, da in der Regel immer ein geschulter Therapeut in unmittelbarer Nähe ist und die Übungen speziell auf Atemwegserkrankte ausgerichtet sind. Trainiert wird dabei Kraft, Ausdauer, die Koordination der Bewegungsabläufe und die Dehnungsfähigkeit des Brustkorbs. Ergänzt wird das Training durch Atem- und Entspannungstechniken. Bei Ihrem behandelnden Arzt, Ihrer Krankenkasse, im Internet oder im Telefonbuch finden Sie Informationen, wo Lungensport in Ihrer näheren Umgebung angeboten wird.

Oft gibt es verschiedene Gruppen. Es wird unterschieden zwischen einer Lungenübungsgruppe und einer Lungensportgruppe. In einigen Städten wird auch eine Nordic-Walking-Gruppe für Lungenkranke angeboten. Mir gefällt die Bewegung an der frischen Luft am besten. Das muss aber jeder für sich entscheiden. Probieren Sie es einfach in einer kostenlosen Schnupperstunde aus!

!

Vereinbaren Sie eine kostenlose Schnupperstunde.

Bericht aus der Selbsthilfegruppe

Einer Teilnehmerin hat der Ausdauersport erheblich geholfen, ihre Lebensqualität zu verbessern. Sie meidet, so weit es geht, die Stoffe, auf die sie allergisch reagiert, und treibt mehrmals die Woche Sport in Form von Schwimmen, Laufen usw.

10 Bewegungstipps

Ich möchte Ihnen hier einige Anregungen geben, wie Sie auf eine angenehme und für Sie richtige Art Ihr Bewegungspensum schaffen und somit Ihre Asthmasymptome lindern können.

1. Spazierengehen: Diese Form von Bewegung ist für die meisten möglich. Uns sind zwei Beine gegeben, die wir bewegen können, und schöne Wege durch Wiese, Feld und Wald findet man immer und überall, um den Genuss der Natur mit Bewegung zu verbinden und dem Klang der Natur zu lauschen.
2. Wandern: Die erweiterte Form des Spazierengehens braucht mehr Energie und ist sportlich gesehen anstrengender. Einen kleinen Snack und etwas Wasser in den Rucksack eingepackt und los geht's Richtung Gipfel oder zu einem Seerundgang.
3. Treppenlaufen: Die einfachste Bewegungsform bei schlechtem Wetter oder im Alltag ist der Verzicht auf den Komfort der Rolltreppen und Aufzüge. Benutzen wir doch einfach stattdessen die Stufen direkt daneben. Je nach Schweregrad des Asthmas sind ein

bis zwei Etagen durchaus zu schaffen. Es braucht etwas Training, aber dann ist man doch froh und stolz, es geschafft zu haben. Die richtige Atemtechnik kann dabei sehr hilfreich sein: Einatmen und bei der Belastung ausatmen.

Denken Sie bei allen Sportarten an die richtige Atemtechnik: Einatmen und bei der Belastung ausatmen.

4. Tanzen: Tanzen macht in jedem Alter Spaß und kann sogar sehr viel Bewegung bedeuten. Überreden Sie Ihren Partner doch mal, mit Ihnen zusammen tanzen zu gehen. Sie werden sehen, das „Tanzvolk" ist sehr lustig, was in der Natur der Sache liegt. Ein Sport, bei dem garantiert alle Muskeln in Anspruch genommen werden!

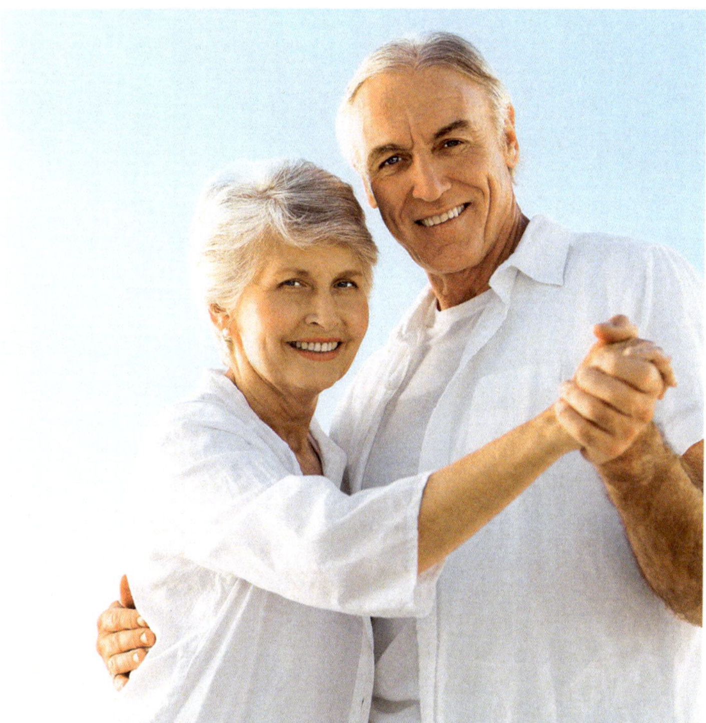

Tanzen ist ein Sport, der in jedem Alter Spaß machen kann.

5. Schwimmen: Schwimmen und Wassergymnastik sind auf jeden Fall äußerst gelenkschonend. Wiederum aus eigener Erfahrung kann ich Ihnen sagen, dass Sie wunderbar Ihre Kondition aufbauen und durch die gleichmäßige Atmung auch noch die Lunge trainieren. Im Wasser bekommt man übrigens so gut wie nie Muskelkater.
6. Laufen: Laufen, also zügiges Gehen, (und erst recht Joggen) zählt zu den anspruchsvolleren Ausdauersportarten. Besonders für Asthmatiker gehört ein großes Maß an Überwindung dazu. Beginnen Sie langsam mit Spaziergängen und Wanderungen und steigern Sie sich bis zur Stufe Laufen. Falls Sie leichtes oder saisonales Asthma haben, können Sie eventuell auch joggen. Den meisten Asthmatikern ist Joggen aber zu anstrengend.
7. Nordic Walking: Das ist eine Sport- und Bewegungsart für alle Altersgruppen. Ideal für den Neu- und Wiedereinstieg, für sanftes Ausdauertraining und sportliches Aufbautraining für Lungenkranke.
8. Radfahren: Beginnen Sie mit kurzen Strecken oder trainieren Sie zunächst auf einem Heimtrainer. Später lässt sich sicher eine angenehme und schöne Radtour finden.
9. Fitnesscenter: Das ist sicher die teuerste Art, sich sportlich zu betätigen, aber trotzdem eine gute Möglichkeit. Es gibt viele Fitnesscenter, die sich zu regelrechten Gesundheitszentren entwickelt haben. Sie haben dort die Möglichkeit, Ihr Training mit Spezialisten zu planen. Informieren Sie sich vorher und melden sich zu einem Probetraining an. Dann sehen Sie auch gleich, ob sich die Investition in Ihre Gesundheit lohnt.
10. Allgemeine Sportarten: Es gibt noch viele Sportarten, die Asthmatiker ausüben können. Dazu gehört auch Rudern, Gymnastik und natürlich der Lungensport. Erkundigen Sie sich, was in Ihrer Umgebung angeboten wird, und probieren Sie es einfach mal aus. Ich bin sicher, Sie finden etwas, was Ihnen Spaß macht und guttut!

Wohltuende Entspannung

Gerade für Asthmatiker ist Entspannung von entscheidender Bedeutung. Falls es überraschend zu einer Luftnot kommt, dürfen Sie auf keinen Fall in Panik geraten; aber auch im Alltag ist es hilfreich, wenn Sie in Stresssituationen entspannt bleiben können. Denn jede Form von Stress – ob negativ oder positiv – kann zu einem Asthmaanfall führen oder bestehende Symptome verschlimmern. Deshalb ist Entspannung für Sie genauso essenziell wie die richtige Atemtechnik.

Entspannung ist für Asthmatiker genauso wichtig wie die richtige Atemtechnik.

Zum Thema Entspannung brauche ich nicht viel zu sagen. Viele von Ihnen kennen beispielsweise das autogene Training und die Progressive Muskelentspannung nach Jacobson. In den Volkshochschulen werden beide Entspannungsarten als Kurs angeboten

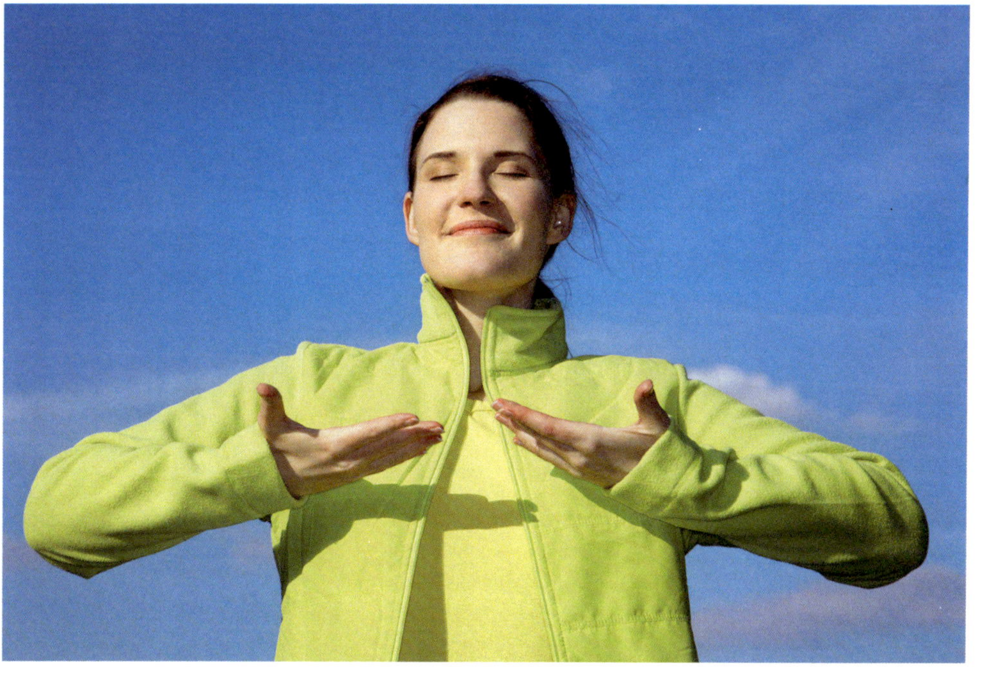

und meistens übernehmen die Krankenkassen sogar ganz oder teilweise die Kosten. Weitere empfehlenswerte Entspannungstechniken sind Qigong, Yoga und Biofeedback, aber auch die Hypnotherapie.

!

Die regelmäßige Übung bringt den Erfolg.

Alle diese Entspannungsverfahren stehen und fallen mit der regelmäßigen Anwendung. Ziel der Übungen ist es, einen Zustand der inneren Ruhe herbeizuführen und damit Ängste und Verkrampfungen der Atemmuskulatur abzubauen. Die Übungen können dabei rein mentaler Art sein, ausschließlich die Atmung ansprechen oder den ganzen Körper einbeziehen, denn gerade im Brust- und Schulterbereich kommt es zu Verspannungen und Verkrampfungen.

Qigong – Arbeit mit der Lebensenergie

Bist du in Bewegung, sei weich und fließend wie Wasser.
Stehst du still, werde zum Berg.
Laotse

„Qi" kann mit „Lebensenergie, Lebendigkeit" übersetzt werden. „Gong" bedeutet „beharrliches Üben". Qigong ist Bestandteil der Traditionellen Chinesischen Medizin (TCM), die auf Erfahrungswissen beruht, dabei der Prävention von Krankheiten besondere Bedeutung beimisst und damit die Eigenverantwortung des Einzelnen für sein Wohlergehen betont.

!

Meridiane sind Energiebahnen, die den Körper durchziehen.

Aus der Sicht der TCM bedeutet das freie Fließen des Qi durch die Meridiane, die Energiebahnen im Körper, dass der Mensch gesund ist und seine Organe harmonisch zusammenarbeiten. Wenn wir uns kraftlos und mutlos fühlen, dann fließt das Qi nicht ungehindert; wenn wir dagegen strahlend und voller Tatendrang sind, fließt unser Qi ungehindert.

Die Wirkung von Qigong erschließt sich beim Ausführen der Übungen, die Atem, Vorstellungskraft und einfache Bewegungen verknüpfen. Sie können im Stehen, Sitzen oder Liegen ausgeführt werden. Es gibt auch Übungen, die ohne äußerlich sichtbare Bewegung auskommen. Neben dem Ziel, die Gesundheit zu erhalten, geht es im Qigong auch um Persönlichkeitsentfaltung und Bewusstseinsschulung.

Drei Übungen, die sich besonders bei Asthma bewährt haben, möchte ich Ihnen hier vorstellen. Wenn sie Ihnen zusagen, sollten Sie aber einen Kurs bei einem erfahrenen Lehrer machen. Kurse werden z. B. an der Volkshochschule angeboten.

!

Diese Übungen sind besonders für Asthmatiker geeignet.

Übung 1: Den Atem verfolgen

Setzen Sie sich auf einen Stuhl. Wichtig ist, dass Sie beide Füße auf den Boden stellen. Spüren Sie diese „Erdung". Nun richten Sie sich auf; stellen Sie sich vor, dass Sie wie eine Marionette am Faden gerade hochgezogen werden. Spüren Sie, wie sich Ihre Wirbelsäule streckt und schließlich gerade ist. Merken Sie, wie sich Ihr Nacken, Ihre Schultern entspannen. Atmen Sie jetzt tief und gleichmäßig ein. Beobachten Sie Ihren Atem und verfolgen Sie ihn durch den ganzen Körper. Spüren Sie, wie er in Sie hereinströmt, den Brustkorb weitet, bis in die Lungenspitzen vordringt und schließlich den Körper wieder durch die Nase verlässt. So werden Sie Ihren Atemstrom besser kennenlernen.

Übung 2: Luftballon

Stellen Sie sich aufrecht hin, die Beine schulterbreit gespreizt, die Arme hängen locker an Ihrem Körper herunter. Nun atmen Sie langsam ein und verfolgen Ihren Atem, wie er in Ihren Brustkorb strömt und diesen weitet. Atmen Sie dann wieder aus und verfolgen Sie Ihren Atem ebenfalls, wie er aus dem Brustkorb durch die Nase Ihren Körper verlässt. Nun atmen Sie erneut ein und heben Ihre gestreckten Arme bis auf Schulterhöhe – Sie dürfen die Schultern aber nicht hochziehen. Stellen Sie sich jetzt vor, dass der Atem bis in den Bauch geht und Ihr Bauch sich durch das Einatmen wie ein Luftballon aufbläht. Danach atmen Sie wieder aus. Stellen Sie sich vor, wie der Luftballon langsam wieder schlapp wird. Ziehen Sie Ihre Ellenbogen zum Körper zurück, dann lassen Sie auch die Unterarme wieder an die beiden Seiten Ihres Körpers sinken.

Übung 3: Der balancierende Affe

Stellen Sie sich mit schulterbreit geöffneten Beinen hin. Halten Sie den rechten Arm seitlich auf Höhe Ihrer Schulter, die Handfläche zeigt nach unten, der linke Arm ist auf Schulterhöhe nach vorne ausgestreckt, die Handfläche zeigt nach vorne. Ihr Kopf ist gerade. Während Sie nun einatmen, drehen Sie Ihre rechte Handfläche nach oben und strecken den rechten Arm nach vorne aus, während Sie wieder ausatmen, ziehen Sie Ihren linken Arm zurück. Diese Übung wiederholen Sie 12 Atemzyklen lang – sie beruhigt und stärkt Ihre Atemmuskeln.

Yoga – Entspannung für Körper und Geist

> !
> Yoga kann das Atemvolumen verbessern.

Yoga bedeutet im Sanskrit „Einheit“, aber auch „Anspannen“. Die aus Indien stammende philosophische Lehre umfasst eine Reihe geistiger und körperlicher Übungen, die – neben ihrer meditativen Wirkung – vor allem Verspannungen lösen, die Beweglichkeit fördern und Kraft aufbauen. Es gibt verschiedene Yoga-Richtungen, wobei im Westen vor allem Hatha-Yoga gelehrt und praktiziert wird. Hier werden bestimmte Gymnastikübungen mit meditativer Entspannung und spezieller Atemtechnik verbunden. Eine amerikanische Studie konnte zeigen, dass intensives Yoga bei Asthmapatienten bereits nach 10 Wochen (2,5 Stunden pro Woche) zu einer deutlichen Verbesserung der Lebensqualität und einer geringeren Symptomatik führte. Eine weitere Studie an einer thailändischen Universität bestätigte diese Ergebnisse mit Patienten, die täglich 20 Minuten lang fünf Positionen aus dem Hatha-Yoga praktizierten. Nach wenigen Wochen konnte ein erheblich verbessertes Atemvolumen bei den Probanden festgestellt werden.

Wenn Sie Yoga regelmäßig ausführen, kann es einen positiven Einfluss auf Ihr Asthma nehmen. Durch gezielte Atemübungen kann die Lungenkapazität erhöht und die Atemfrequenz gesenkt werden, da Ihre Atmung insgesamt tiefer wird. Mit gezielten Yoga-Übungen verbessern sich Ihre Körperhaltung, die Beweglichkeit Ihrer Wirbelsäule vor allem im Brustbereich und Ihre Fähigkeit, zu entspannen.

!

Als unterstützende Maßnahme ist Yoga unbedingt zu empfehlen.

Atemübung: Lernen Sie Ihre Atemgrenzen kennen

Für Sie als Asthmatiker ist es sehr wichtig, Ihre individuelle Atemgrenze zu kennen. Alle Atembewegungen sollen leicht und mit Liebe und Aufmerksamkeit durchgeführt werden. Asthmatiker leiden manchmal darunter, dass sie nicht ganz ausatmen. Besonders dann, wenn man eine „verschleimte Lunge" hat, schleicht sich das gerne ein. Deshalb ist es wichtig, das Ausatmen zu üben. Einatmen bis zum Gehtnichtmehr können die meisten Asthmatiker sehr gut. Ausatmen leider meist gar nicht.

Begeben Sie sich für die Übung in einen gründlich gelüfteten Raum oder ans Fenster. Setzen Sie sich hin oder stehen Sie gerade. Wichtig ist nur, dass Ihr Oberkörper entspannt, aber aufgerichtet ist. Zu Beginn atmen Sie einfach ganz normal. Atmen Sie ein, bis Sie fühlen, dass Sie eingeatmet haben. Dann halten Sie die Luft ganz kurz an: Jetzt atmen Sie aus, bis Sie meinen, dass Sie ganz ausgeatmet haben. Dann halten Sie die Luft wieder kurz an und atmen weiter im normalen Rhythmus.

!

Diese Übung ist für Ihr Asthma sehr hilfreich.

Das kurze Atemanhalten soll nicht unter Druck geschehen, sondern nur für die Dauer von maximal einer Sekunde und leicht ausgeführt werden. Es geht nur darum, die Grenze zu erkennen und sich selbst klar zu machen, ob man vollständig eingeatmet bzw. vollständig ausgeatmet hat. Hierbei dürfen Sie auf keinen Fall mit Druck üben oder schnell atmen. Sie werden sehr schnell (vielleicht

!

Bitte klären Sie jede Art des Trainings vorher mit dem Arzt ab.

schon in den ersten zehn Atemzügen) merken, dass Sie nicht ganz ein- oder ausatmen.

Bei dieser Übung geht es darum, achtsam und liebevoll auszuatmen und liebevoll zu kontrollieren, ob Sie wirklich ausgeatmet haben. Dazu versuchen Sie ganz kurz, noch ein bisschen mehr auszuatmen.

Führen Sie die Übung in diesem Rhythmus aus: Normal ein- und ausatmen – innerlich darauf einstellen, ganz einzuatmen – einatmen – innehalten – ausatmen – normal einatmen – innerlich darauf vorbereiten, ganz auszuatmen – ausatmen – innehalten – einatmen – normal atmen.

!

Machen Sie die Übungen achtsam, langsam und ohne Druck.

Führen Sie die Übung langsam und gefühlvoll aus und machen Sie zehn Durchgänge. Ihnen wird dabei warm werden, Sie werden eventuell schwitzen, und das ist gut so. Sollten Sie husten müssen, husten Sie, auch das ist gut. Sobald der Hustenreflex weg ist, machen Sie weiter mit der Übung. Wichtig ist, die Übung langsam zu machen, ohne Druck.

Wenn Sie dies ein- bis zweimal geübt haben und sich im Rhythmus sicher fühlen, üben Sie auf die gleiche Art mit der Bauchatmung. Den Bauch beim Einatmen richtig fest werden lassen, beim Ausatmen richtig einziehen und dabei auch mit den Bauchmuskeln ein wenig die Luft aus der Lunge drücken. Beim Einatmen dürfen Sie ruhig die Brustkorbmuskulatur zu Hilfe nehmen. Versuchen Sie jedoch, mehr mit dem Bauch zu atmen. Und denken Sie daran: Machen Sie es liebevoll und langsam.

!

Bitte vergessen Sie nicht: Dies ist nur eine Atemübung, kein Ersatz für den Besuch beim Arzt!

Nach 5 Tagen mit diesen Übungen können Sie bestimmt schon etwas freier atmen.

Eine durch Asthma verursachte Sauerstoffmangelversorgung des Körpers kann das Herz, das Gehirn, den ganzen Körper und besonders die Lunge dauerhaft schädigen. Konsultieren Sie in diesem Fall unbedingt einen Arzt.

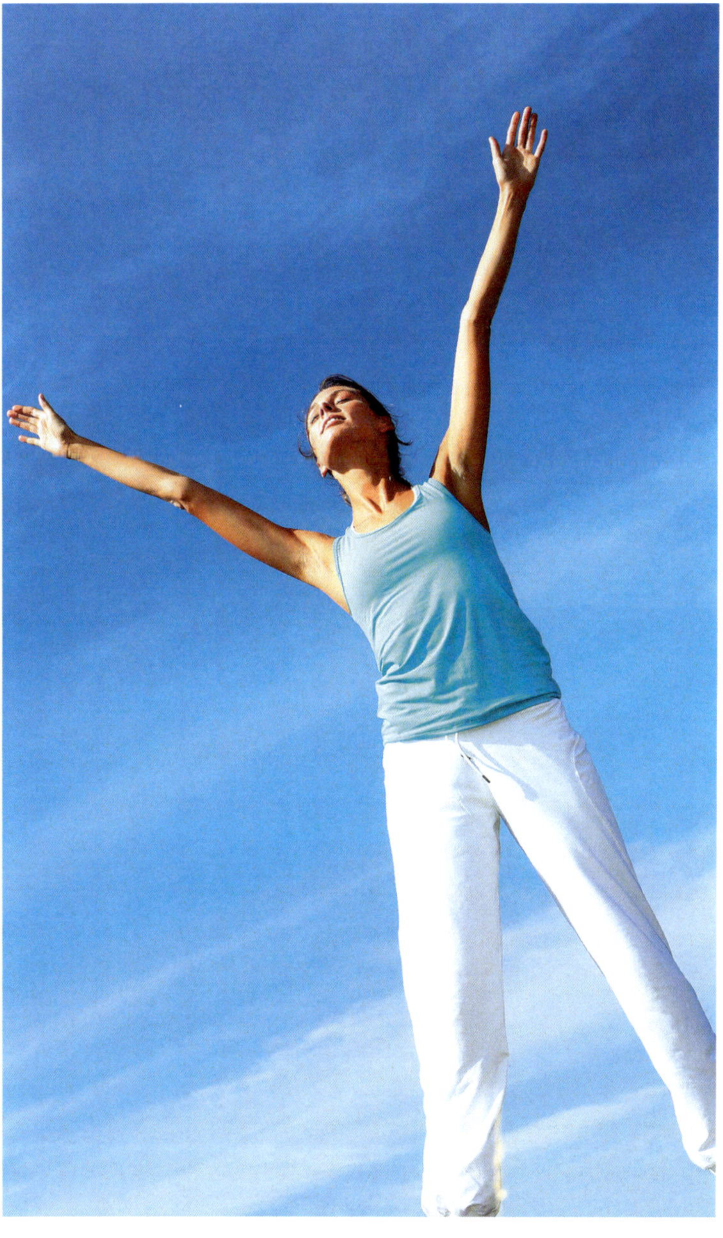

Ziel der Entspannungsübungen ist es, einen Zustand der inneren Ruhe herbeizuführen und damit Ängste und Verkrampfungen der Atemmuskulatur abzubauen.

Autogenes Training – Mein Atem fließt ganz ruhig

Autogenes Training als Methode der Selbstbeeinflussung entwickelte der Berliner Neurologe Johann Heinrich Schultz (1884–1970). Ziel ist es, sich mithilfe von Autosuggestion in einen Zustand der Entspannung zu versetzen. Im Geist werden Entspannungssätze mit geschlossenen Augen formuliert wie beispielsweise „Meine Hand wird warm und schwer". Mit etwas Übung spüren Sie, wie Ihre Hand tatsächlich warm wird.

Autogenes Training hilft auch, die Atemwege zu entspannen und zu weiten. Angst und Unruhe, etwa bei einem Asthmaanfall, werden so reduziert. Die Technik erlernen Sie am besten bei einem geschulten Trainer. Je mehr Sie üben, desto besser können Sie unwillkürliche Prozesse kontrollieren. Mit autogenem Training habe ich schon viele beklemmende Situationen gemeistert. Mit Suggestionssätzen wie „Mein Atem fließt ruhig hin und her" kann ich mich entspannen und der Atem fließt dann wirklich ruhig hin und her.

> !
>
> Mit autogenem Training können Sie beklemmende Situationen besser meistern.

Spannung abbauen mit Progressiver Muskelentspannung

Ein entspannter Körper hat keine Angst und keinen Stress – auf dieser Aussage fußt die Technik der progressiven Muskelentspannung. Durch Anspannen und anschließendes bewusstes Wiederloslassen werden die Muskeln gezielt entspannt. Durch die von dem US-amerikanischen Arzt Edmund Jacobson entwickelten Körperübungen können Sie eine gleichmäßigere Atmung erreichen und Verspannungen abbauen. Bei regelmäßiger Übung lässt der Erfolg nicht lange auf sich warten. Dann wird man sich drohender Verspannungen bewusst, noch bevor sie Probleme bereiten.

> !
>
> Die Methode können Sie mit einer CD erlernen oder besser noch bei einem Kurs z. B. an der Volkshochschule.

Bei einer Studie an 44 Kindern mit mäßigem bis schwerem Asthma verbesserte sich die Lungenfunktion durch das Ausüben der Progressiven Muskelentspannung deutlich. Somit ist sie auch für Sie in jedem Fall empfehlenswert.

Biofeedback – den Atem gezielt steuern

Beim Biofeedback wird dem Patienten mithilfe entsprechender Messgeräte geholfen, den eigenen Körper besser kennenzulernen und unwillkürlich ablaufende Reaktionen wie Muskelspannung, Puls, Blutdruck und Atmung gezielt zu kontrollieren. So kann z. B. der Atemwiderstand gemessen werden. Der Patient kann am Biofeedback-Gerät ablesen, wie effektiv eine angewandte Entspannungstechnik beim Atmen zum Tragen kommt. Ziel ist es, bewusste und unbewusste Vorgänge im Körper erkennbar und beeinflussbar zu machen. Bei Asthma kann Biofeedback helfen, die Atmung zu kontrollieren und Ängste abzubauen, wenn Symptome auftreten. Biofeedback ist eine sehr gute Methode, um zu lernen, wie gut der Atem fließt und wann und wo es hakt.

!

Biofeedback-Therapeuten in Ihrer Nähe finden Sie auf der Homepage der Deutschen Gesellschaft für Biofeedback www.dgbfb.de.

Hypnotherapie – die Macht der positiven Gedanken

Auch im Rahmen einer Hypnotherapie können Sie lernen zu entspannen und Verspannungen und für die Lungenerkrankung kontraproduktive Verhaltensweisen zu überwinden. Der Patient wird dabei vom Therapeuten in einen hypnotischen Trancezustand versetzt. Haben Sie keine Angst vor dieser Entspannungstechnik. Sie werden nicht willenlos oder ohnmächtig. Ein guter Therapeut wird Sie sicher begleiten und Ihre Grenzen erkennen.

Massagen – Entspannung durch Berührung

Es gibt viele verschiedene Massagearten. Den meisten ist aber eines gemeinsam: Sie entspannen die Muskeln und helfen zu entkrampfen. Ich habe sehr gute Erfahrung mit der Fußreflexzonenmassage und der ayurvedischen Ölmassage gemacht. Wenn die Atemhilfsmuskeln entspannt und entkrampft sind, fließt auch der Atem wieder besser. Empfohlen wird aber auch eine Bindegewebsmassage. Eigentlich spielt es keine Rolle, welche Massage Sie sich gönnen. Wichtig ist, dass Sie sich entspannen und die für Sie richtige Atemtechnik anwenden.

Worauf im Alltag noch zu achten ist

Vorsicht vor Haarspray & Co

Alle Lungenkranken sollten besonders vorsichtig sein mit Sprays aller Art. Egal ob Haarspray, Deo, Parfumspray oder Haushaltsreiniger. Die mikrofeinen Partikel der Sprays werden eingeatmet und setzen sich in den Atemwegen fest. Dort reizen sie diese und können leicht zu einem Asthmaanfall führen. Außerdem kann es zu allergischen Reaktionen kommen bis hin zum allergischen Schock. Deshalb sollten Sie um Sprays möglichst einen weiten Bogen machen. Es gibt immer Alternativen. Statt Haarspray gibt es Schaumfestiger und auch das Deo gibt es als Roller oder Creme. Viele Asthmatiker verzichten von sich aus auf Parfums oder benutzen es nur tröpfchenweise auf dem Handgelenk, möglichst weit weg von den Atemwegen. Auch Haushaltsreiniger wie Glasreinigungsspray können Sie durch Neutralreiniger ersetzen.

!

Für alle Sprays gibt es auch verträglichere Alternativen.

Ganz besonders schlimm sind Raumsprays und Lufterfrischer, die langfristig mehr schaden als nützen. Sie enthalten besonders viele Reizstoffe, da sie meistens synthetisch hergestellt werden. Um für gute Luft in Ihrem Zuhause oder Büro zu sorgen, lüften Sie stattdessen regelmäßig und stellen Sie eventuell eine Duftöllampe mit einem qualitativ guten ätherischen Öl (siehe Seite 47) auf. Dann fühlen Sie sich wohl in Ihren vier Wänden und tun Ihrer Lunge etwas Gutes.

Haben Sie eine Histamin-Intoleranz?

Über Laktoseintoleranz (Milcheiweißunverträglichkeit), Fruktoseintoleranz (Fruchtzuckerunverträglichkeit), Zöliakie (Glutenunverträglichkeit) usw. haben viele schon gehört oder gelesen. Was aber ist mit Histamin-Intoleranz? Histamin ist ein natürlicher Botenstoff und Bestandteil von vielen Nahrungsmitteln. Dank seiner gefäßerweiternden Wirkung verursacht Histamin bei Patienten mit allergischem Asthma das vermehrte Einströmen von Blutplas-

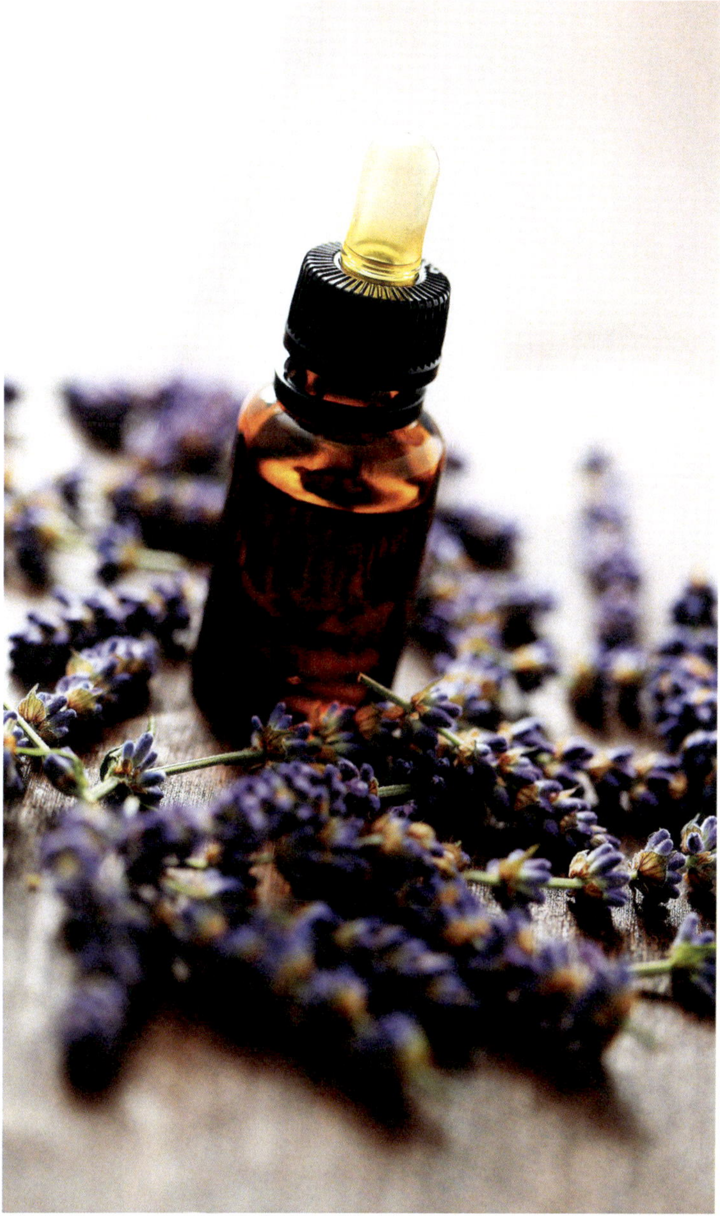

Hochwertige ätherische Öle können eine Alternative zu Raumsprays und Lufterfrischern sein.

ma in die Schleimhäute der Atemwege. Hierdurch kommt es zu Schleimhautschwellungen und asthmatischen Beschwerden. Zusätzlich bewirkt Histamin ein Zusammenziehen der glatten Muskulatur, was Beschwerden wie Asthma und Husten auslösen oder verstärken kann.

Wenn ein Lebensmittel lange lagert, entwickelt es sich zu einer wahren Histaminbombe, was für Allergiker ein echtes Problem werden kann. Immer mehr Menschen reagieren auf geräucherte Wurstwaren, Konservenfisch, Hart- und Weichkäse, Sauerkraut, Tomaten, Pilze, Rotwein, Weißwein, Sojasauce usw. mit Atembeschwerden, laufender Nase und Verdauungsstörungen. Bitte lassen Sie dies auf jeden Fall durch einen Facharzt abklären, wenn die Symptome häufig nach dem Essen auftreten. Sie sollten bei einer Histamin-Intoleranz oder Verdacht darauf auf Lebensmittel mit hohem Histamingehalt verzichten.

!

Lassen Sie eine eventuelle Histamin-Intoleranz ärztlich abklären.

Allergene können überall lauern

Wie Sie wissen, kann der Körper bei einem geschwächten Immunsystem auf alle Stoffe allergisch reagieren. Auch wenn man jahrzehntelang keine Probleme etwa mit Hausstaubmilben oder Blütenpollen hatte, kann der Körper plötzlich mit Atemnot darauf reagieren. Und gerade Hausstaubmilben können überall sein. In Teppichen, Polstermöbeln, Matratzen, Vorhängen usw. Wenn Sie im Kino oder Theater plötzlich ständig husten, liegt es vielleicht daran, dass sich im Teppichboden oder in den Sesseln Hausstaubmilben befinden. Auch Schimmelpilze sind nicht immer gleich sicht- und riechbar, können aber schwerste allergische Reaktionen hervorrufen. Pollen, Tierhaare, verschiedene Stäube, Insektengifte und Nahrungsmittel sind ebenfalls bekannte Allergieauslöser. Deshalb beobachten Sie sich genau und nehmen Sie wahr, wann Ihr Körper mit Husten, laufender Nase, tränenden Augen oder Atemnot reagiert. Wenn möglich, meiden Sie die allergieauslösenden Stoffe und stärken Sie Ihr Immunsystem, damit es nicht zu solchen überschießenden Reaktionen des Körpers kommt.

Natürlich sollten Sie erst einmal einen Allergietest beim Arzt machen und dann mit ihm gemeinsam entscheiden, ob eine Hyposensibilisierung (auch Desensibilisierung oder allergenspezifische Immuntherapie genannt) sinnvoll ist. Diese sollte immer von einem Spezialisten durchgeführt werden. Dabei wird der Körper über einen Zeitraum von rund 3 Jahren mit einer geringen, ständig wachsenden Menge des Allergens konfrontiert – mit dem Ziel, dass der Körper den Stoff allmählich als ungefährlich akzeptiert.

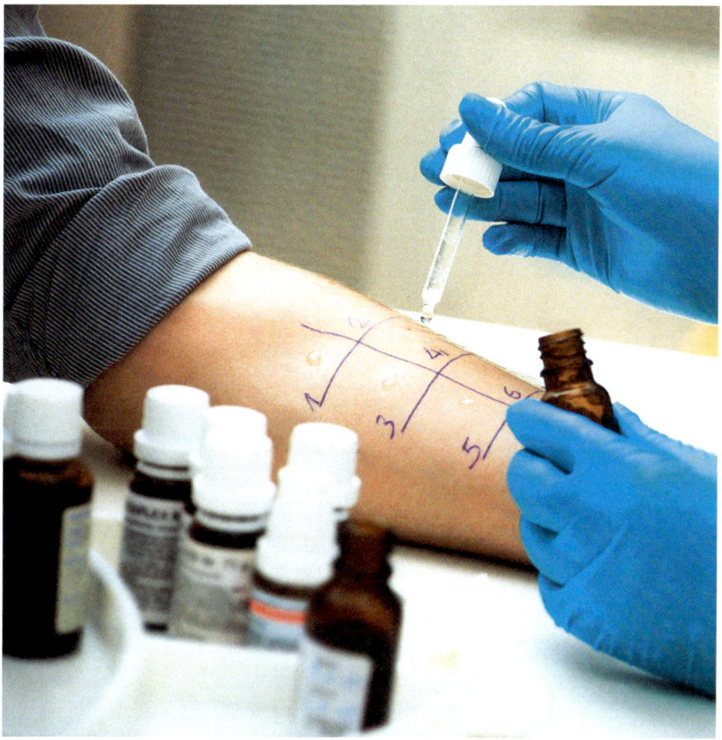

Der Allergietest: Jeder Tropfen aus der Pipette enthält einen Allergieauslöser.

Asthma und die Seele

!

Alle Gefühle beeinflussen unsere Atmung.

Nicht auslassen möchte ich den psychologischen Aspekt von Asthma. Es wurde schon viel Dummes über das Wesen des Asthmatikers geschrieben. Tatsache ist, dass Menschen mit Asthma sich die Luftnot nicht einbilden, selbst wenn es auf Anhieb keine tatsächliche Ursache für die Luftnot zu geben scheint. Stress, ob positiver oder negativer Art, führt genauso zu Luftnot wie Allergene oder große Anstrengung. Wut, Trauer, Ärger, Freude, Lachen und Erschrecken, alle Gefühle beeinflussen unsere Atmung, beim Gesunden ebenso wie beim Asthmatiker.

Dennoch spielt beim Asthmatiker die Psyche eine größere Rolle. Er gerät einfach schneller in Panik. Natürlich bekommt jeder Mensch Angst, wenn er plötzlich nicht mehr ungehindert atmen kann. Der Asthmatiker kennt das aber leider schon, beginnt daher sehr schnell zu hyperventilieren und verschlimmert dadurch die Situation noch. Wichtig ist es in dieser Situation, ruhig zu bleiben und das Bedarfs- bzw. Notfallmedikament greifbar zu haben. Hilfreich sind weiterhin die in diesem Buch beschriebenen Atemtechniken (lange Ausatmung mit Lippenbremse, kurze Einatmung durch die Nase) und vorbeugende Entspannungsübungen.

Immer wieder hört man auch, dass Asthma manchmal psychisch bedingt sei. Es ist aber ein Unterschied, ob eine Erkrankung psychogen oder psychosomatisch ist. Schon der Arzt Franz Alexander zählte Asthma 1950 zu den sieben psychosomatischen Erkrankungen, den „Holy Seven“, wobei „psychosomatisch“ „seelisch-körperlich“ bedeutet. „Psychogen“ dagegen würde bedeuten, dass das Asthma alleine durch die Psyche ausgelöst wird. Doch Asthma mit seiner Verkrampfung der Atemwege, der Überempfindlichkeit, chronischen Entzündung und gesteigerten Schleimproduktion ist viel zu kompliziert, um es so zu vereinfachen.

Der Psychologe Prof. Dr. Rainer Richter von der Universität Hamburg erklärt, dass der Asthmatiker bei einem Anfall mehrfach leidet:

- unter der nervösen Ängstlichkeit
- unter den Beschwerden durch die Verengung der Atemwege selbst
- unter der ärgerlichen Gereiztheit
- unter der Hyperventilation
- unter der Müdigkeit, die sich anschließend einstellt

Zusammenfassend kann man sagen, dass seelische bzw. psychische Belastungen Einfluss auf die Behandlung und Wirkung von Medikamenten nehmen können und somit auf den gesamten Verlauf der Asthmaerkrankung. Außerdem können Angst und depressive Stimmungen die Erkrankung negativ beeinflussen. Wenn der Asthmatiker bei Luftnot in Panik gerät und hyperventiliert, kann das die Asthmasymptome (Luftnot, Giemen usw.) leider auch noch verstärken.

Ein Gespräch mit anderen Asthmatikern oder verständnisvollen Menschen kann auf den Kranken jedoch beruhigend wirken. Dafür eignen sich besonders Selbsthilfegruppen. Dort treffen sich Menschen, die ebenfalls an einer Atemwegserkrankung leiden und besonderes Mitgefühl für die Ängste und Probleme von Betroffenen haben. Ich kann Ihnen nur empfehlen, sich einer Selbsthilfegruppe anzuschließen. Nirgendwo sonst finden Sie so viel Feingefühl und Verständnis.

Unterstützung durch Selbsthilfegruppen

Für Asthmatiker ist es eine sehr wertvolle Hilfe, wenn sie einer Selbsthilfegruppe beitreten. Es gibt in Deutschland verschiedene Möglichkeiten, eine Selbsthilfegruppe zu finden. Entweder Sie fragen Ihren Lungenfacharzt oder Sie schauen im Telefonbuch oder im Internet nach. Als ich damals eine Selbsthilfegruppe gesucht habe, gab es leider im näheren Umkreis keine. Deshalb habe ich selbst eine gegründet. Das war anfangs nicht ganz einfach, aber es hat sich gelohnt. Viele Menschen haben in der Gruppe Unterstützung gefunden, einige sind seit Jahren dabei, weil sie immer auf Verständnis stoßen und neueste Informationen zu ihrer Erkrankung bekommen. Gerade der Austausch mit ebenfalls Betroffenen und das Verständnis sind unbezahlbar. Endlich verstanden zu werden, wie man sich beispielsweise bei Nebel fühlt, oder von anderen zu hören, dass es ihnen genauso geht – das tut unendlich gut. Jeder hat so seine Erfahrungen mit Hausmittelchen und kann über Erfahrungen damit berichten.

!

Der Austausch mit anderen Betroffenen ist unbezahlbar.

Als Leiterin der Asthmaselbsthilfegruppe Atemlos in Münster höre ich oft, dass die Patienten verunsichert sind und nicht mehr genau wissen, wie sie denn nun ihr Spray nehmen müssen oder wie sie mit dem Peak-Flow-Meter messen sollen. In der Praxis beim Arzt sind viele Menschen oft so aufgeregt, dass sie doch einiges vergessen und sich zu Hause alleingelassen fühlen. Das kennt wahrscheinlich jeder. Da ist es von Vorteil, wenn man mit jemandem sprechen kann, der diese Situation auch schon so erlebt hat und Verständnis zeigt. Es gibt so viele kleine Situationen, wo man einfach nur ein Ohr zum Zuhören braucht, denn es gibt immer wieder Momente, in denen es zu Luftnot kommen kann. Jede Art von Stress – auch positiver Stress, Lachen und Freude – kann dazu führen, dass uns die Luft wegbleibt. Wenn man sich dann erinnert, dass es dem einen oder anderen auch so ging und er oder sie mit einer einfachen Atemtechnik oder dem Bedarfsspray die Situation schnell wieder in den Griff bekommen hat, ist das sehr beruhigend. Deshalb scheuen Sie sich nicht, einer Selbsthilfegruppe beizutreten.

Normalerweise ist die Mitgliedschaft in einer Selbsthilfegruppe kostenlos und verpflichtet zu nichts. Sie müssen auch nicht zu jedem Treffen kommen – alles ist freiwillig –, aber sie dürfen es. Und wenn es in Ihrer Nähe keine Selbsthilfegruppe gibt, gründen Sie eine. Das Einzige, was Sie anfangs brauchen, sind Räumlichkeiten, wo Sie sich treffen können. Fragen Sie in Ihrem Krankenhaus oder in der Kirchengemeinde, ob Sie einen Raum nutzen dürfen. Sie werden staunen, wie viele Türen plötzlich offen stehen. Hilfreich ist auch ein Aushang in Arztpraxen oder Kliniken, dass es im Umkreis eine Selbsthilfegruppe gibt und wo und wann sie sich trifft.

> **!** Scheuen Sie sich nicht, einer Selbsthilfegruppe beizutreten.

Ich möchte Sie ermuntern, aktiv zu werden und die Verantwortung für Ihre Erkrankung und für mehr Lebensqualität zu übernehmen. Vieles wird leichter, wenn man Unterstützung erfährt.

Broschüren über Asthma bekommen Sie von der Pharmaindustrie und von Krankenkassen kostenlos zugeschickt und sicherlich ist auch der eine oder andere Arzt, Heilpraktiker oder Physiotherapeut bereit, bei einem Selbsthilfetreffen einen kleinen Vortrag zu halten oder Fragen zu beantworten. Gleichzeitig lernen Sie viel über Ihre Krankheit und den Umgang damit. Sie werden merken, dass Sie sich besser beobachten, achtsamer mit sich umgehen, weniger Angst vor der Luftnot haben und somit viele Dinge auch entspannter angehen. Sie wissen, was Sie tun müssen, um schwierige Situationen zu meistern, denn Sie sind Ihr eigener Ersthelfer.

> **!** Hier lernen Sie viel über Ihre Krankheit und den Umgang damit.

Im folgenden Anhang finden Sie Adressen von Organisationen, an die Sie sich bezüglich einer Selbsthilfegruppe wenden können.

ANHANG

Wichtige Adressen

Asthma-Selbsthilfegruppe ATEMLOS
c/o Waltraud Rehms
Tel.: 0251 8993166
E-Mail: info@asthma-shg-atemlos.de
www.asthma-shg-atemlos.de

Deutsche Atemwegsliga e. V.
Raiffeisenstraße 38
33175 Bad Lippspringe
Tel.: 05252 933615
E-Mail: kontakt@atemwegsliga.de
www.atemwegsliga.de
Hier können Sie auch eine DVD zum Thema „Richtig inhalieren" bestellen. Sie kann zum Selbstkostenpreis von 4,80 € zzgl. 3 € Versandkosten bestellt werden.

Deutsche Lungenstiftung e. V.
Herrenhäuser Kirchweg 5
30167 Hannover
Tel.: 0511 2155110
E-Mail:
deutsche.lungenstiftung@t-online.de
www.lungenstiftung.de

Deutscher Allergie- und Asthmabund e. V. (DAAB)
Fliethstraße 114
41061 Mönchengladbach
Tel.: 02161 814940
E-Mail: info@daab.de
www.daab.de

Patientenliga Atemwegserkrankungen e. V.
Adnet-Straße 14
55276 Oppenheim
E-Mail: info@pat-liga.de
www.patientenliga-Atemwegserkrankungen.de

Register

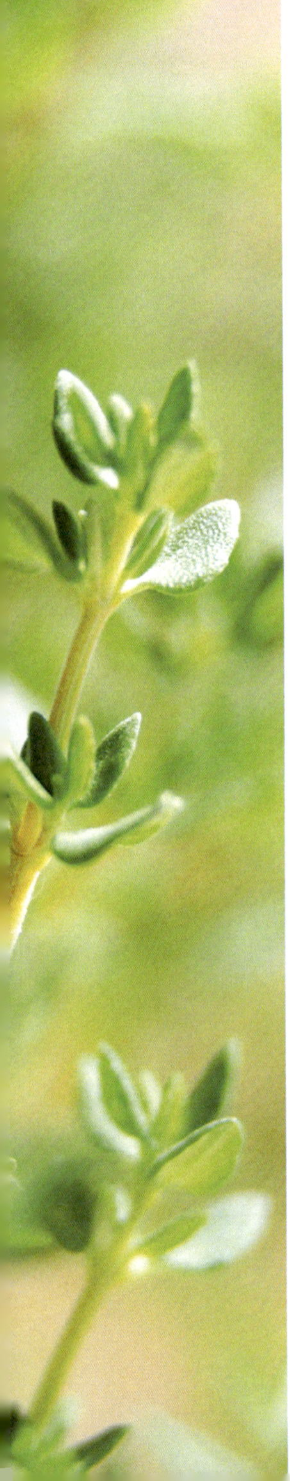

Bibliografische Information der Deutschen Nationalbibliothek
Die Deutsche Nationalbibliothek verzeichnet diese Publikation in der deutschen Nationalbibliografie; detaillierte bibliografische Daten sind im Internet über http://dnb.ddb.de/ abrufbar.

978-3-8426-2962-2 (Print)
978-3-8426-2963-9 (PDF)
978-3-8426-2964-6 (EPUB)

Fotos:
Titelfoto: Przemek Klos – 123rf.com
123rf.com: Tuomas Lehtinen: 1; Yuliya Kushniarevich: 2, 5; Anna Omelchenko: 6/7; alila: 11; Antonio Guillem: 32/33; Judith Dzierzawa: 54; Evgeniya Porechenskaya: 92; ifong: 119; Michael Steigele: 126; Wavebreak Media Ltd: 131; goodluz: 139; Monika Adamczyk: 143; Alexander Raths: 145
Fotolia.com: Japolina: 8/9; fovito: 23; dalaprod: 29; Konstanze Gruber: 34; Corinna Gissemann: 45; Herby Meseritsch: 64; dalaprod: 71; Monika Wisniewska: 78; Tom-Hanisch: 82; zimmytws: 108; hjschneider: 111; Hetizia: 114; goodluz: 128; Robert Kneschke: 133
iStockphoto.com: HeikeRau: 57; Angel_a: 59; gmnicholas: 152

3. Auflage

Die Ratgebermarke der Schlütersche Fachmedien GmbH
Hans-Böckler-Allee 7, 30173 Hannover
www.humboldt.de
www.schluetersche.de

Lektorat: Angelika Lenz, Steinheim a. d. Murr
Covergestaltung: Kerker + Baum Büro für Gestaltung, Hannover
Innengestaltung: Groothuis, Lohfert, Consorten, Hamburg
Satz: Die Feder · Werbeagentur GmbH, Wetzlar
Druck und Bindung: Salzland Druck GmbH & Co.KG, Staßfurt